Lorenz Maierhofer

# SING-GYMNASTICS

***belebend von Kopf bis Fuß***

**14 Action- und Wellness-Songs**
**für Schule, Chor und Zuhause**

***Notenausgabe inklusive CD***
*mit **Audio-Aufnahmen** (abspielbar auf CD-Player) und **Videoclips** (abspielbar auf PC)*

## INHALT



**HELBLING**

**Innsbruck • Esslingen • Bern-Belp**

# VORWORT

## Sing-Gymnastics

Darunter versteht man Lieder, Songs und Chants, kleine „Ohrwürmer", die gewissermaßen als „Kurzturnlieder" den Körper gezielt bewegen und beleben. Ob als Warm-up zu Beginn des Unterrichts bzw. einer Chorprobe, als erfrischende Unterbrechung von Lern-, Arbeits- und Übungsphasen oder einfach zur Entspannung, diese Action-Songs können immer wieder frischen Schwung, neue Konzentration und Entspannung bringen.

## Einstimmung & Sensibilisierung

Unter dieser Überschrift werden weit über die Liedaktionen hinausgehende körperbezogene Übungen angeregt. Dabei werden Tipps für unterschiedliche Sequenzen in der Bewegungsarbeit gegeben – zur Lockerung, Dehnung, Spannung, Entspannung und bewussten Körpererfahrung. Die Impulse zu den Einstimmungsphasen wie auch zu den Songs zielen nicht zuletzt auch auf das koordinierte Zusammenspiel der rechten und linken Gehirnhälfte – in jedem Alter ein wertvoller Impuls.

## Zur Musik

Alle Lieder und Songs sind sehr leicht singbar und können auch rasch auswendig umgesetzt werden, selbst singend und/oder mit Unterstützung der gesungenen Aufnahmen der CD. Für das musikalische Gestalten in der Musikpädagogik werden kleine Begleitbausteine für Stimmen, Rhythmusinstrumente oder Stabspiele sowie auch instrumentale Vorspiele bereitgestellt.

## Zur Bewegung

Die *Sing-Gymnastics* bewegen alle Regionen des Körpers: Kopf, Nacken, Schultern, Arme, Hände, Finger, Hüften, Bauch, Po, Beine und Füße. Vom Dehnen und Strecken bis hin zu Kreislauf anregendem Springen und Steppen – die Bewegungen sind ausgewogen und entsprechen sportmedizinischen Erkenntnissen.

Die Bewegungsgestaltung ist leicht nachvollziehbar und übersichtlich direkt in den Noten angegeben. Kurze Videosequenzen auf der CD ermöglichen einen raschen und ganzheitlichen Einstieg, bewegte Bilder sagen mehr als viele Worte.

## Notenausgabe und CD

Diese Kombination bietet alles, was man für das motivierende Erlernen und Mitmachen benötigt:

- Alles für das Singen
- Bewegungsbeschreibungen
- Musizierimpulse
- Bewegungseinstimmungen
- Tipps zur Erarbeitung und Ausführung – allein, mit Partner oder in einer Gruppe
- Gesungene Aufnahmen – einfach zum Mitmachen
- Videoclips – beispielgebend und erklärend

## Singend bewegen – einfach motivierend!

Ob mit Kindern, Jugendlichen oder Erwachsenen – die *Sing-Gymnastics* mögen immer wieder Körper und Geist vitalisieren, Konzentration aufbauen und in vielfacher Weise gut tun. Ob die Bewegung wirklich „gut tut", hängt nicht zuletzt auch vom Spaßfaktor ab, mit dem sie ausgeführt werden.

So wünsche ich viel Spaß – und in vielerlei Hinsicht gesunde Bewegung für eine nachhaltige persönliche „Wellness"!

***Lorenz Maierhofer***

## Agieren – Kommunizieren – Improvisieren

Ob in der Klasse oder im Chor, die folgenden Bewegungsspiele zum Einstieg können viele Aspekte in Gang bringen und fördern: die individuelle wie auch die gruppendynamische Konzentration und Vitalität, das Agieren im Team, das Hören, Wahrnehmen, Kommunizieren, vielfältige Gestalten und Improvisieren mit Stimme, Körper und Atem. Die Sequenzen werden vom Pädagogen/Leiter/Singanimator in der Regel im Call & response mit der Gruppe erarbeitet, möglichst humorvoll, pointiert und doch konzentriert.

## Aktionen und Spiele in der „Welle" im Kreis

Die in einem Kreis stehenden Akteure gestalten Rhythmus-, Bewegungs- und Klangspiele, indem ein akustischer oder bewegender Impuls (z. B. Klatschen/Zischen/Händedruck) möglichst schnell oder in einem bestimmten Rhythmus „weitergegeben" wird.
Beispielsweise klatscht der Leiter ein Mal. Diesen Impuls setzen die rechts Nebenstehenden in einer „Welle" fort. Es können sich auch mehrere Impulse zugleich im Kreis bewegen – nacheinander oder der eine links, der andere rechts herum. In gleicher Weise können Körperbewegungen (z. B. Hochziehen der Hände bis weit über den Kopf) oder auch Gegenstände (z. B. ein kleiner Ball/eine gruselige Kunststoffspinne) im Kreis laufen.

***Einige Aktionsmodelle im Kreis:***

- Klatschen im Kreis: *klatsch – klatsch – klatsch – klatsch …*
- Zischen im Kreis: *ts – ts – ts – ts …*
- Freies Gestalten mit der Stimme im Kreis: *ding – dong – ding – dong …*
- Ein Apfel wird mit genussvollem Summen weitergegeben: *hm – hm – hm – hm …*
- Improvisieren mit Tönen einer Skala: c – e – g – a / c – e – g – a …
- Gestaltung eines vokalen Glissandos: m-m-m-m-m-m-m-m-m-m …
- Gestaltung einer freien Klanggeschichte mit Stimme (lautmalerisch), Bodypercussion und Körperausdruck: Jede Person im Kreis führt eine sehr kurze, aber aussagekräftige Sequenz aus, welche jeweils die Nebenstehenden inhaltlich fortsetzen.

## Spiegelbildlich imitatorische und frei kommunizierende Aktionen mit Partner

Vielfältige Gestaltungsmöglichkeiten mit Körperausdruck und Stimme nach dem Prinzip „Aktion und Reaktion" bzw. Call & response. Wechselnd übernehmen die Partner die Führung in der Aktion.

***Einige Aktionsmodelle mit Partner:***

- Spiegelbildliches Imitieren besonderer Gehbewegungen/Mimik/Gestik des Partners (z. B. wie die Bewegungen der *Alien ladies in the street*, S. 20/21).
- Freies Kommunizieren mit einem Partner nur mit Gestik, Mimik und lautmalerischen stimmlichen Äußerungen.
- Imitation verschiedenster Rhythmen oder Singphrasen eines Partners.
- Kommunikation mit Rhythmen und Singphrasen, improvisierend als Frage und Antwort.

## Partner-Aktionen und Spiele mit rhythmischen Patterns und Ostinatos

Musizieren frei oder von rhythmischen Patterns bzw. Singphrasen als Klangspiel oder Begleitostinato zu einem Musikstück – in Gruppen im Call & response oder auch „in der Welle" im Kreis.

***Einige Aktionsmodelle in beliebiger Aufstellung:***

- Stampfen/Klatschen/Schnippen mit Akzenten: im Dreiertakt (oder Vierer- oder Fünfertakt).
- Musizieren eines rhythmischen Bodypercussion-Patterns: z. B. im 4/4-Takt (klatschen, schnippen, stampfen, stampfen) oder im 5/4-Takt (stampfen, stampfen, klatschen, schnippen, schnippen).
- Spiel mit Bodypercussion und Stimme, z. B. im 4/4-Takt: klatschen, schnippen, „wao", klatschen; oder auch: klatschen schnippen, „ha", klatschen.
- Gestaltung eines vokalen „Stabspiel-Ostinatos": Jede Gruppe singt auf Zeichen des Leiters den zugeordneten Ton mit einer Klangsilbe. Der Leiter spielt mit zwei oder mehreren Gruppen wie auf einem Stabspiel – ein freies Stück oder ein Begleitostinato zu einem Lied/Kanon.

# 1 Fasse deinen Kopf im Nacken

**Audio-Teil:** Track 1
**CD-ROM-Teil:** Videoclip

Musik, Text und Bewegung:
Lorenz Maierhofer
© Helbling, Rum/Innsbruck

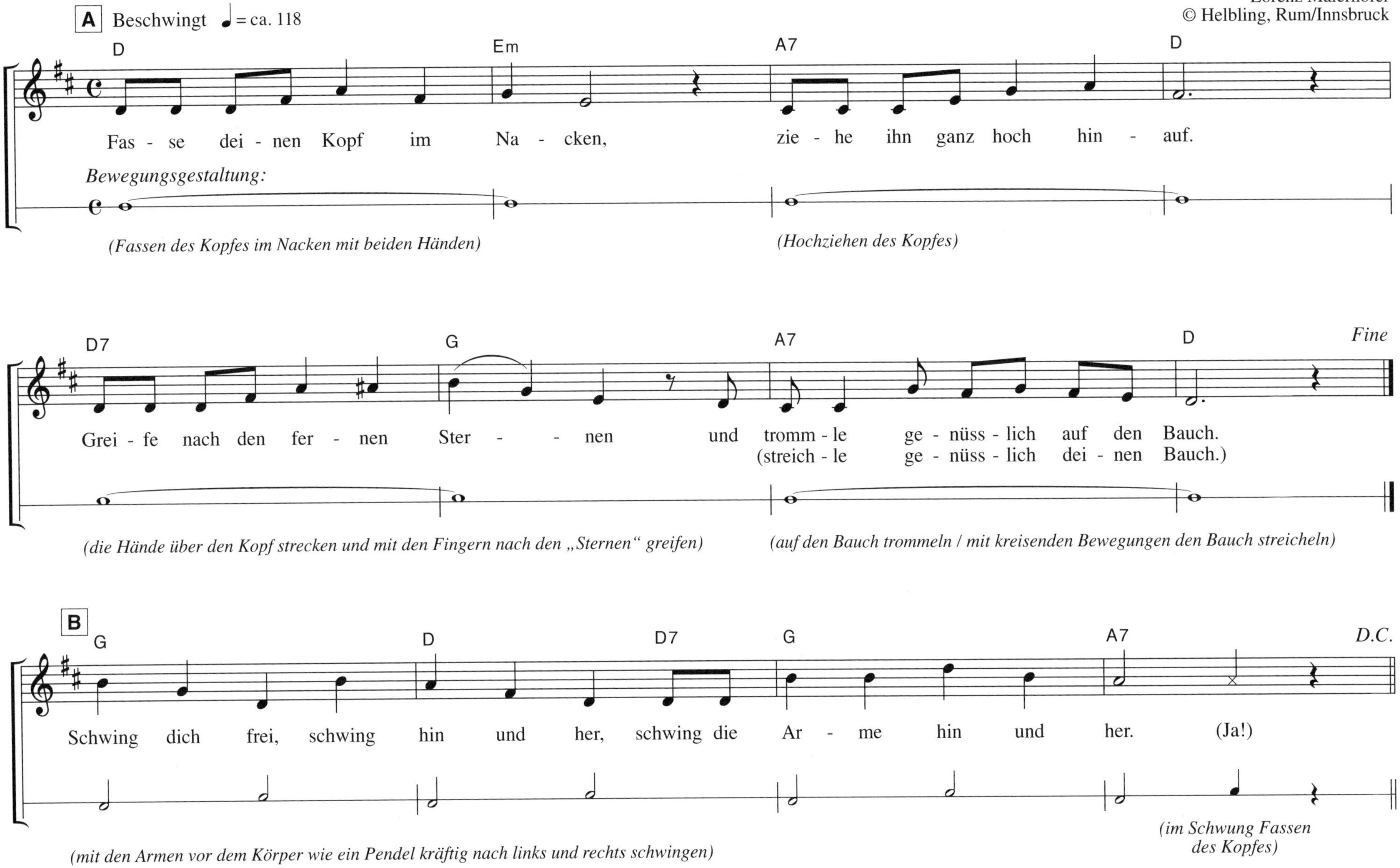

## Musikalische Gestaltung

### Intro

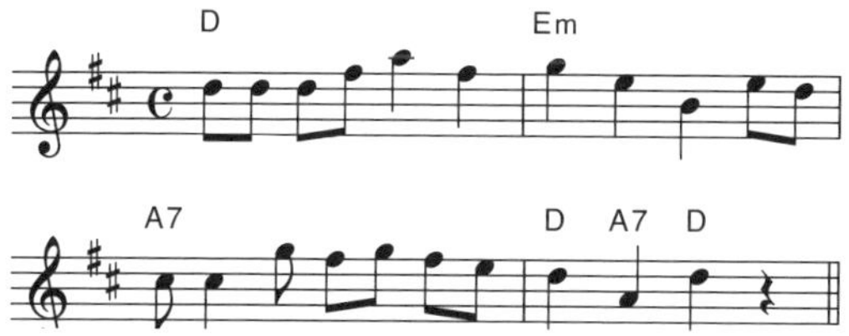


### Pattern für Rhythmusinstrumente

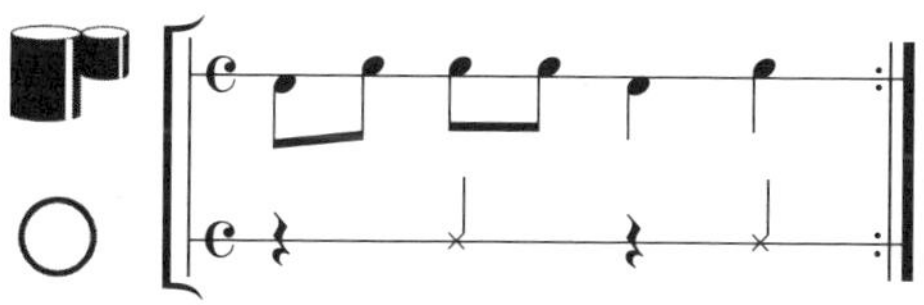

### Begleit-Bausteine

für Stabspiele / Boomwhackers / Stimmen

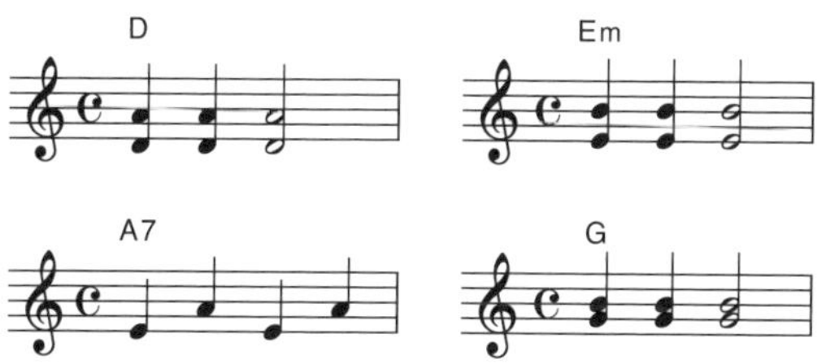


### Pattern für Vocussion

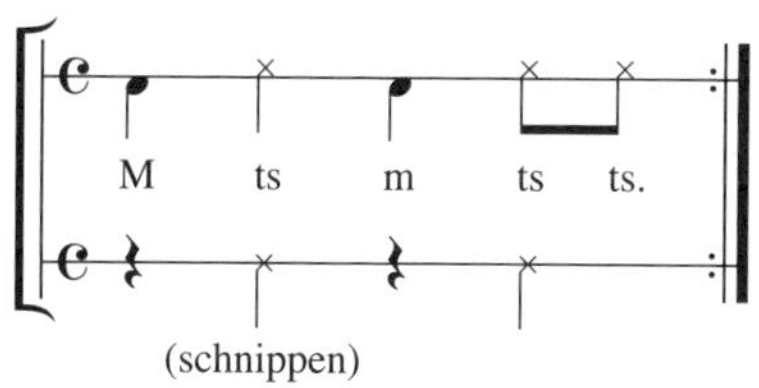


**Style:** 8 Beat ♩ = 118

## Bewegungsgestaltung

### Einstimmung & Sensibilisierung

- Hände hinter dem Kopf fassen und leicht an den Hinterkopf drücken (ca. 5 Sekunden), spannen und entspannen.
- Kinn von Schulter zu Schulter wenden, dann wiederholtes Rollen des Kinns von der linken zur rechten Schulter und zurück. Das Kinn beschreibt dabei einen Halbkreis im oberen Brustbereich.
- Schultern nach unten drücken und gleichzeitig den Kopf noch oben strecken (ca. 7 Sekunden) und wieder entspannen.
- Übung zur Synchronisation der Gehirnhälften (rechts = Wissen/Denken, links = Gefühl/Kreativität):
  a.) Mit der Nasenspitze wiederholt eine liegende 8 in die Luft zeichnen.
  b.) Schwungbewegung mit den Armen – Pendelschlag der Unendlichkeit in Form einer liegenden 8.

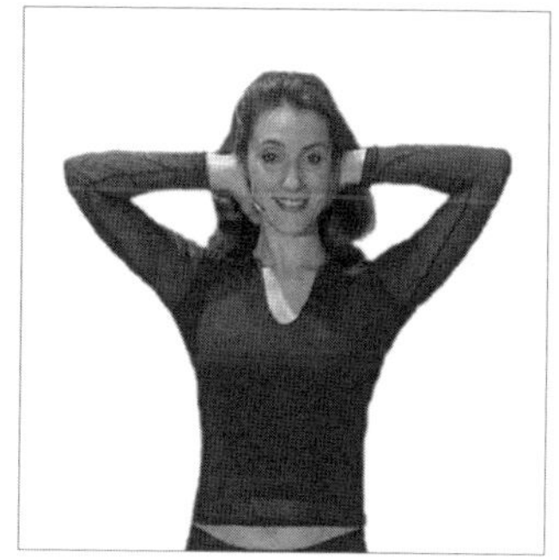

*Fassen des Kopfes im Nacken*

### Zur Erarbeitung des Action-Songs

- ❑ ***Fassen des Kopfes im Nacken***: Massierendes Ergreifen beidhändig von hinten am Hals und kräftiges Hochziehen des Kopfes. Dabei erfolgt eine Entspannung der Hals- und Nackenmuskulatur sowie der Wirbelsäule.
- ❑ ***Nach den Sternen greifen***: Dabei die Hände mit bewegten Fingern hoch über den Kopf strecken, eventuell auf Zehenspitzen stehend.
- ❑ ***An den Bauch trommeln***: Mit den Handflächen leichte Schläge an den Bauch ausführen bzw. diesen streicheln (Belebung des Sonnengeflechts).
- ❑ ***Schwing dich frei***: Die Arme kräftig und locker vor dem Körper schwingen. Direkt aus der Schwungbewegung fassen die Hände abschließend wieder den Kopf.

### Gestaltungstipps zum Action-Song

- ❑ Die Akteure bewegen sich stehend, **einzeln** frei im Raum – im Kreis oder in Reihen.
- ❑ Der Teil [A] kann auch in einer Gehbewegung gestaltet werden.
- ❑ Bei einer **Gestaltung in Paaren** führen alle den Teil [A] in einer Gehbewegung frei im Raum aus. In Teil [B] fassen sie die Hände eines Partners, mit dem sie die schwingenden Armbewegungen gestalten.

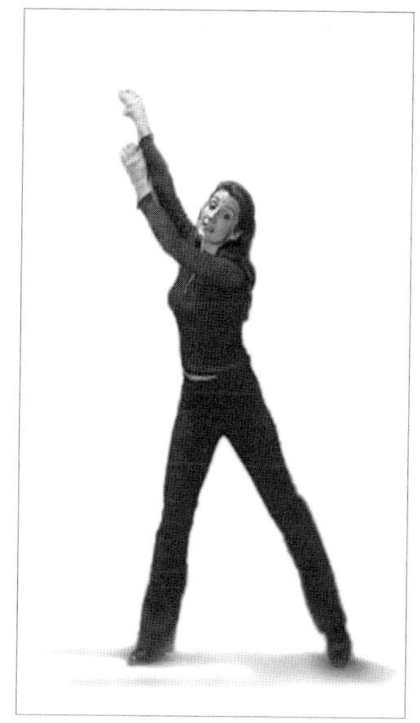

*Schwingen der Arme*

2

**Audio-Teil:** Track 2
**CD-ROM-Teil:** Videoclip

# SHOULDER BOOGIE-WOOGIE

Musik, Text und Bewegung:
Lorenz Maierhofer
© Helbling, Rum/Innsbruck

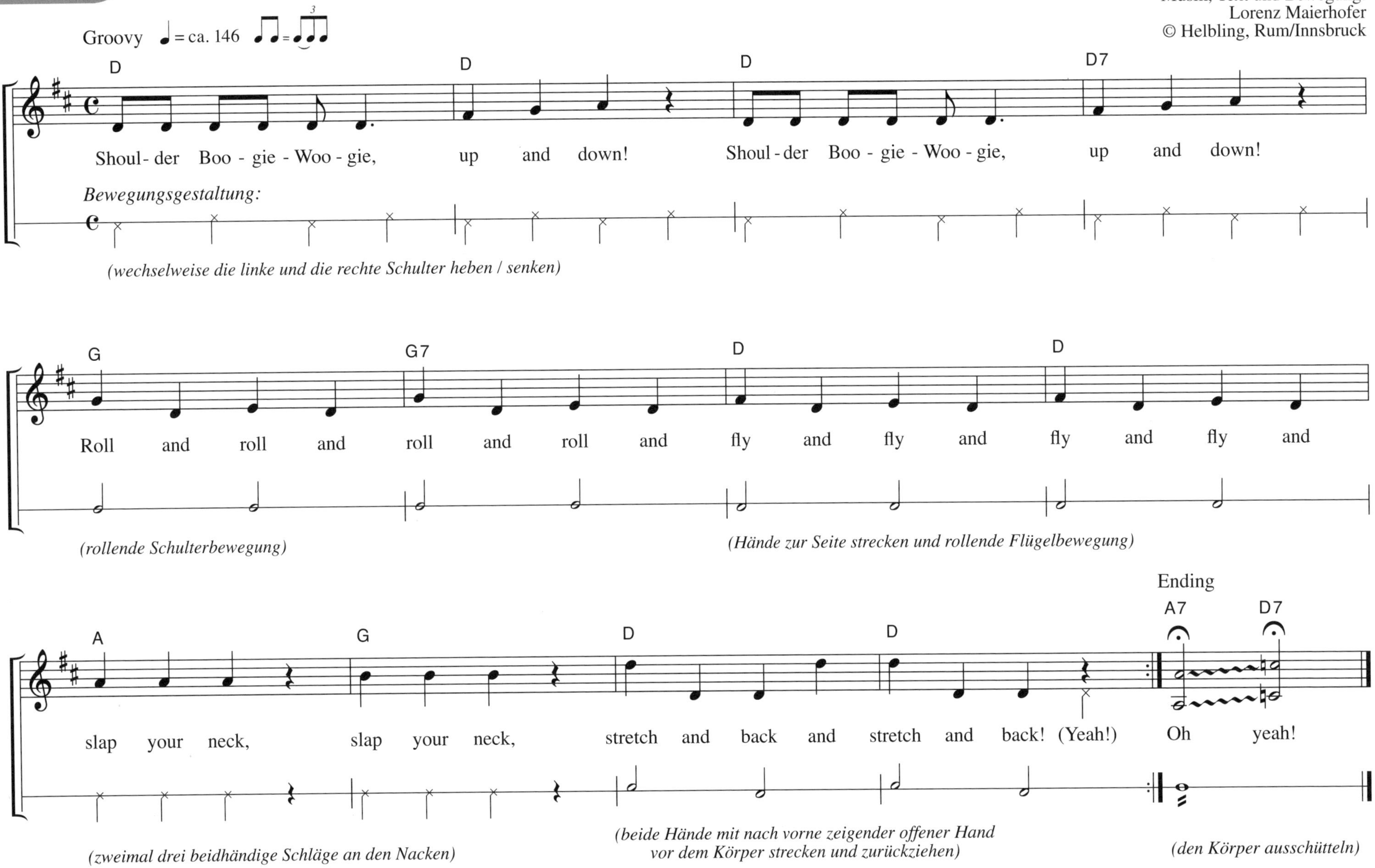

## MUSIKALISCHE GESTALTUNG

**Intro**

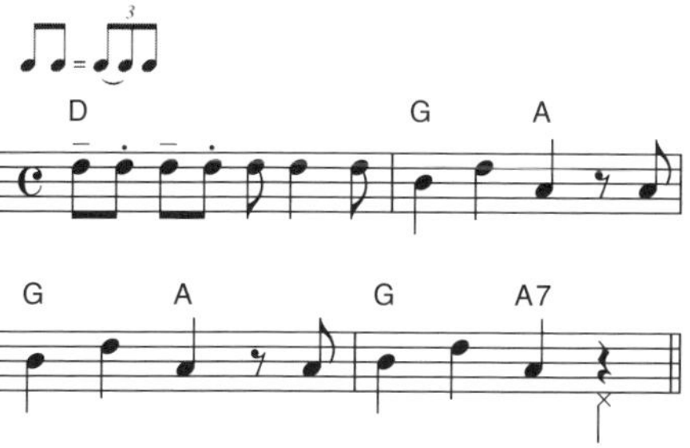


**Begleit-Bausteine**

für Stabspiele / Boomwhackers / Stimmen

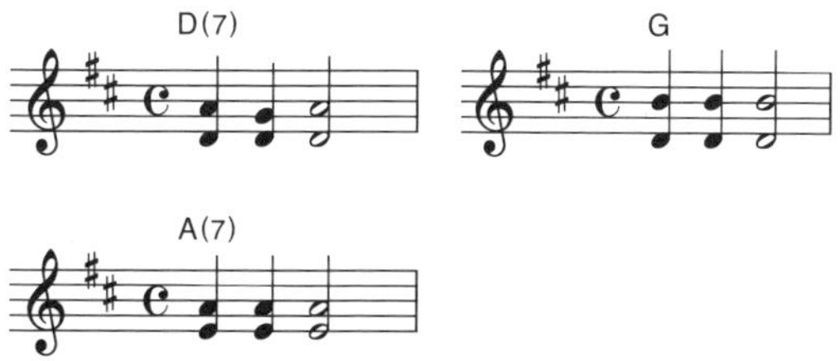


**Pattern für Vocussion**

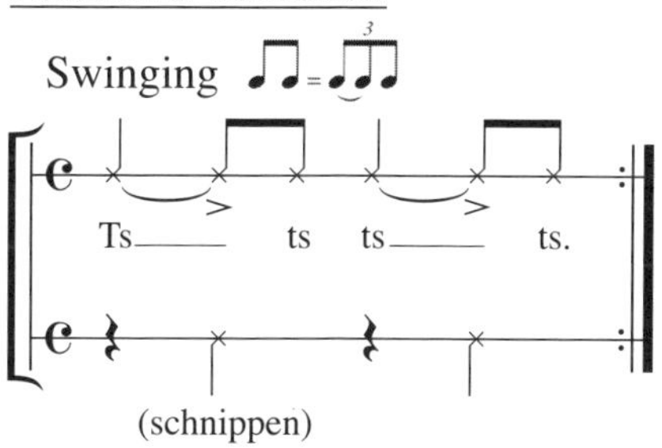


**Rhythmus-Pattern**

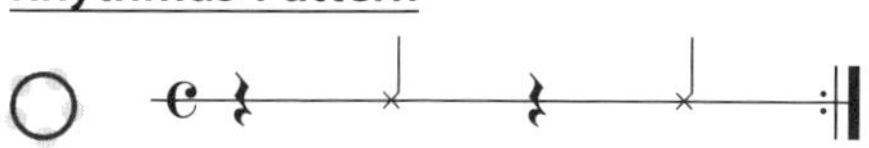

**Style:** Boogie ♩= 146

## BEWEGUNGSGESTALTUNG

### Einstimmung & Sensibilisierung

- Schultern vorwärts und rückwärts kreisen, dabei eventuell die Daumen an den vorderen Rand der Achselhöhlen legen und die Arme abwinkeln.
- Abwechselnd über die linke und rechte Schulter weit hinter den Körper blicken.
- Mit linker und rechter Schulter wechselweise ein Ohrläppchen streicheln.
- Mit beiden Händen die Nackenmuskeln massieren.
- Die Schultern locker und entspannt „vor Lachen schütteln".
- Lachen: Grundlos oder mit Hilfe einer Vorstellung das eigene Lachen herausfordern – zuerst lächeln (fühlen, wie sich die Mundwinkel heben), dann zunehmend in ein Lachen verfallen, kraftvoll und ganzkörperlich bewegt (mindestens 30 Sekunden). Eine Selbstbeobachtung im Spiegel oder ein spiegelbildliches Lachen mit einem Partner verstärkt die befreienden Lachgefühle. Danach mehrfach intensiv aus-atmen.

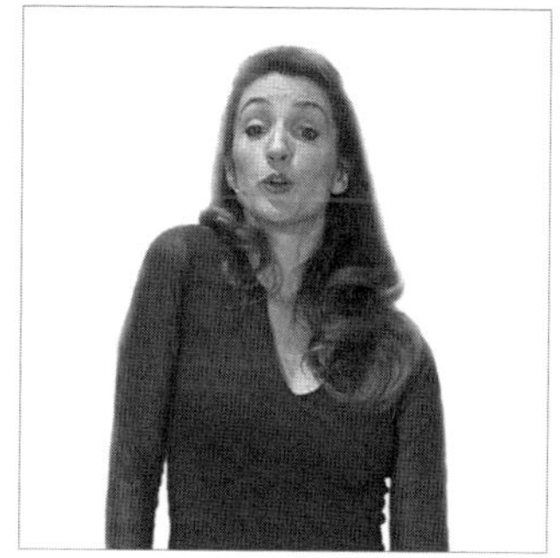

*Wechselndes Hochziehen der Schultern*

### Zur Erarbeitung des Action-Songs

- ***Shoulder Boogie-Woogie, up and down***: Rhythmisches Heben und Senken der Schultern, im Wechsel oder auch gleichzeitig.
- ***Roll and roll***: Gleichmäßig synchrones Rollen der Schultern, idealerweise rückwärts, optional auch vorwärts.
- ***Fly and fly***: Die Rollbewegung fortsetzend eine Flügelschlagbewegung mit beiden Händen ausführen.
- ***Slap your neck***: Massierende Schläge an die Nackenmuskel. Spüren der Lockerung im Nackenbereich.
- ***Stretch and back***: Die Hände intensiv nach vorne strecken und wieder zurück-ziehen. Die Handflächen sind dabei nach vorne geöffnet und die Finger ausdrucks-voll gespreizt.
- ***Oh yeah!***: Kräftiges abschließendes Schütteln der entspannt nach vorne hängenden Schultern.

### Gestaltungstipps zum Action-Song

- Die Akteure „tanzen" mit ihren Schultern das Bewegungsstück stehend oder auch sitzend, **einzeln** – frei im Raum, im Kreis oder in Reihen
- Auch eine Ausführung in Gehbewegung ist möglich.
- In einer **Paar-Gestaltung** können beide Akteure versuchen, möglichst synchron spiegelbildlich zu agieren.

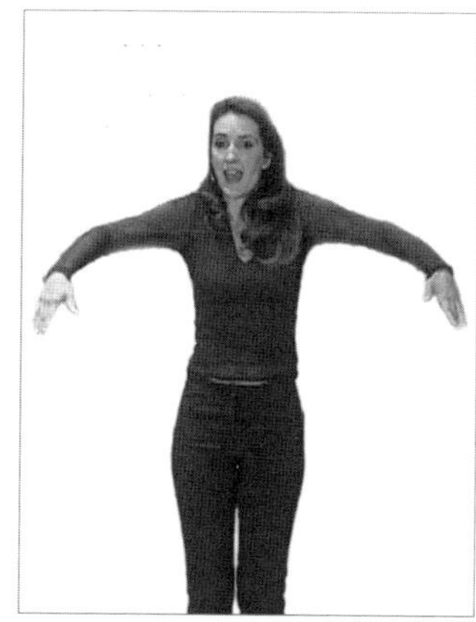

*„Fliegende" Armbewegungen*

3

**Audio-Teil:** Track 3
**CD-ROM-Teil:** Videoclip

# MOVING FEET / BEWEGTE FÜSSE

Musik, Text und Bewegung:
Lorenz Maierhofer
© Helbling, Rum/Innsbruck

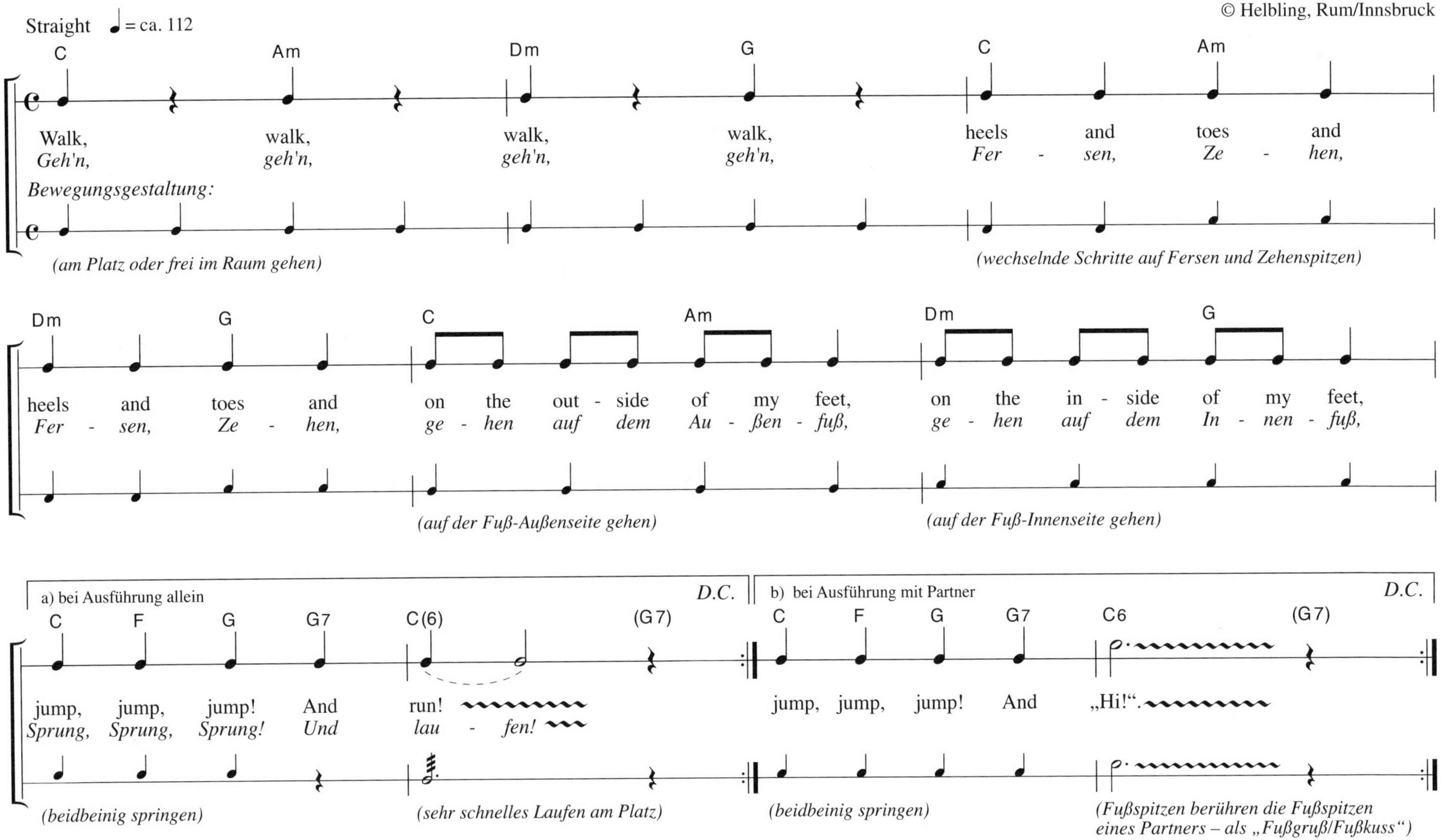


optional a) oder b)

## MUSIKALISCHE GESTALTUNG

**Intro**

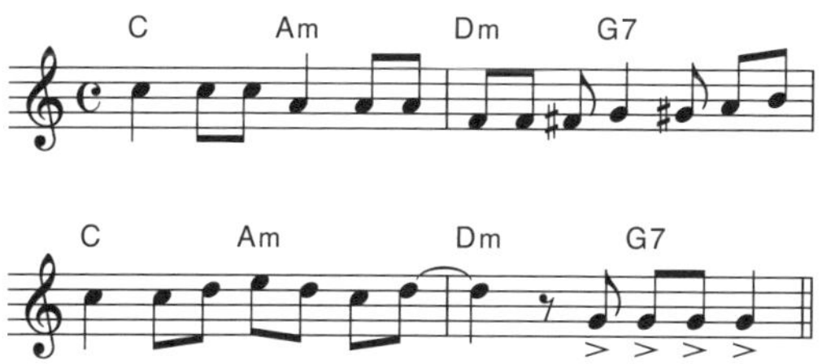


**Bass-Begleitstimme ad lib.**

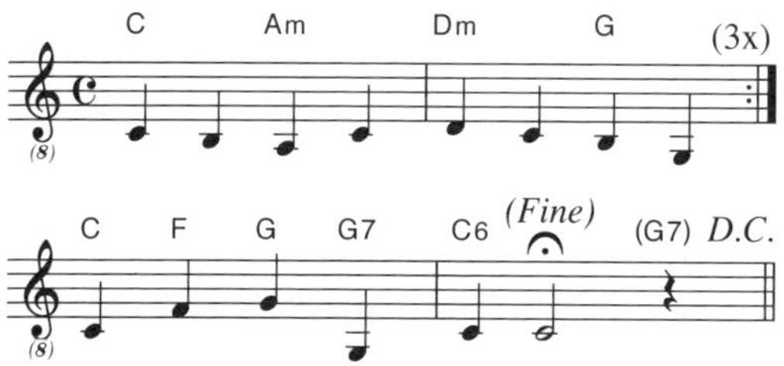


**Rhythmus-Pattern**

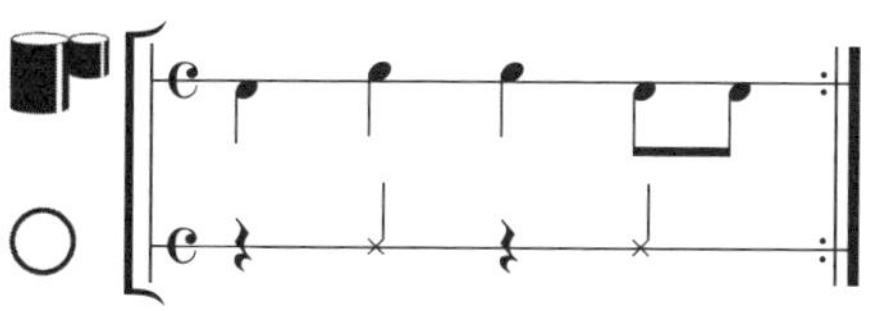

**Style:** 8 Beat ♩= 112

## BEWEGUNGSGESTALTUNG

### Einstimmung & Sensibilisierung

- Langsames Abrollen von der Ferse zur Fußspitze und wieder zurück.
- Kreisende Abrollbewegung an den Außenrändern der Füße, gewissermaßen eine Umkreisung des Körperschwerpunkts in der Fußmitte.
- Belebung der Füße und Fußreflexzonen durch massierendes Drücken des Vorderfußes mit den Händen.
- Ausführen einer Greifbewegung mit den Zehen, einen kleinen Gegenstand fassen und diesen weitergeben – etwa an einen Partner, im Kreis oder zu einem bestimmten Zielpunkt.
- Rhythmisch improvisierendes „Fußtrommeln" zu einem Song/Musikstück, mit Stampf-, Tipp- oder auch Stepptanz-Bewegungen der Fußspitzen.

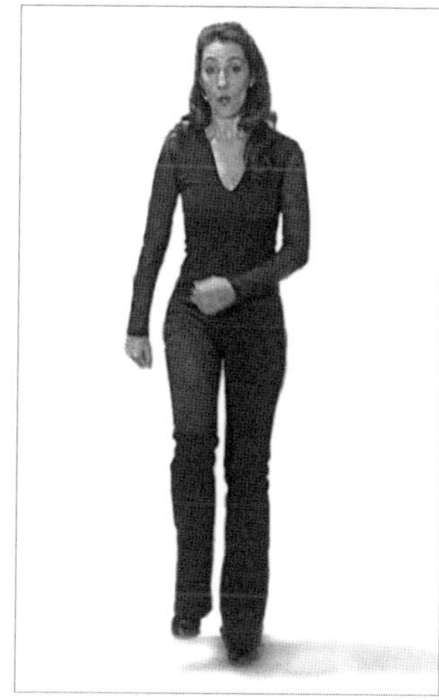

*Beschwingte Gehbewegung*

### Zur Erarbeitung des Action-Songs

- ***Walk, walk***: Rhythmische Gehbewegung mit schwungvollem Körpereinsatz.
- ***Heels and toes***: Die Gehbewegung fortsetzend wechselweise mit je zwei Schritten die Fersen und Zehen belasten. Die Körperhaltung kann dabei pointiert die Körperbalance ausgleichen.
- ***On the outside of my feet, on the inside of my feet***: Auf der Fuß-Außenseite gehen und dann auf der Fuß-Innenseite, idealerweise barfuß.
- ***Jump ...***: Beidbeinige kräftige Sprungbewegung im Rhythmus.
- ***... and run***: Auf dem Platz möglichst schnell laufen, mit kräftig trommelndem Stampfgeräusch.
- ***... and „Hi!"***: Optionale Variante für den Schlusstakt: Mit der Fußspitze Kontakt mit einem Partner aufnehmen – als „Fußgruß" oder „Fußkuss".

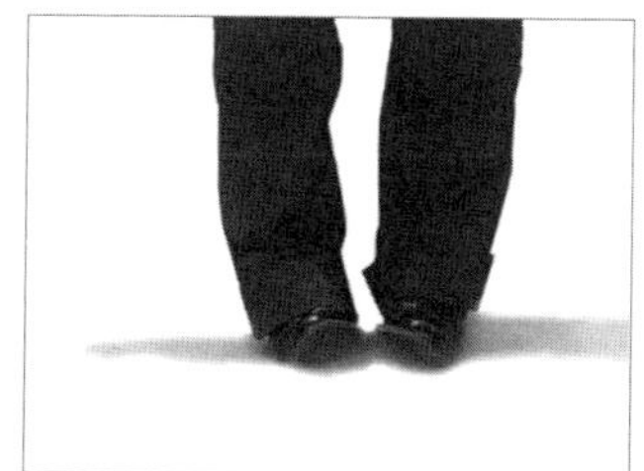

*Gehen auf dem Außenfuß*

### Gestaltungstipps zum Action-Song

- Die Akteure bewegen sich **einzeln** gehend – frei im Raum oder in Reihen.
- In einer **Paar-Gestaltung** ist es besonders reizvoll, mit den drei Sprungbewegungen in Richtung eines Partners zu springen und mit diesem den „Fußgruß" auszuführen. Danach bewegen sich alle wieder frei im Raum, bis sie mit einem weiteren Partner „fußbegeistert" kommunizieren.
- Der Song kann beliebig mit dem Laufen oder mit der charmanten Fußbegegnung ausgeführt werden.

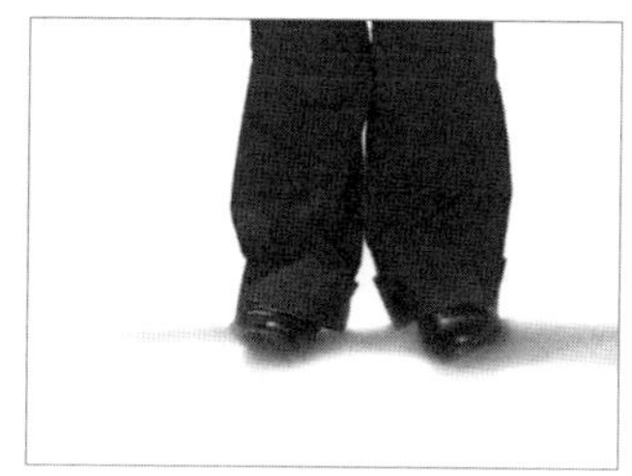

*Gehen auf dem Innenfuß*

4

# SCHENKEL, BAUCH UND PO

**Audio-Teil:** Track 4
**CD-ROM-Teil:** Videoclip

Musik, Text und Bewegung:
Lorenz Maierhofer
© Helbling, Rum/Innsbruck

Trommelnd bewegt ♩= ca. 88

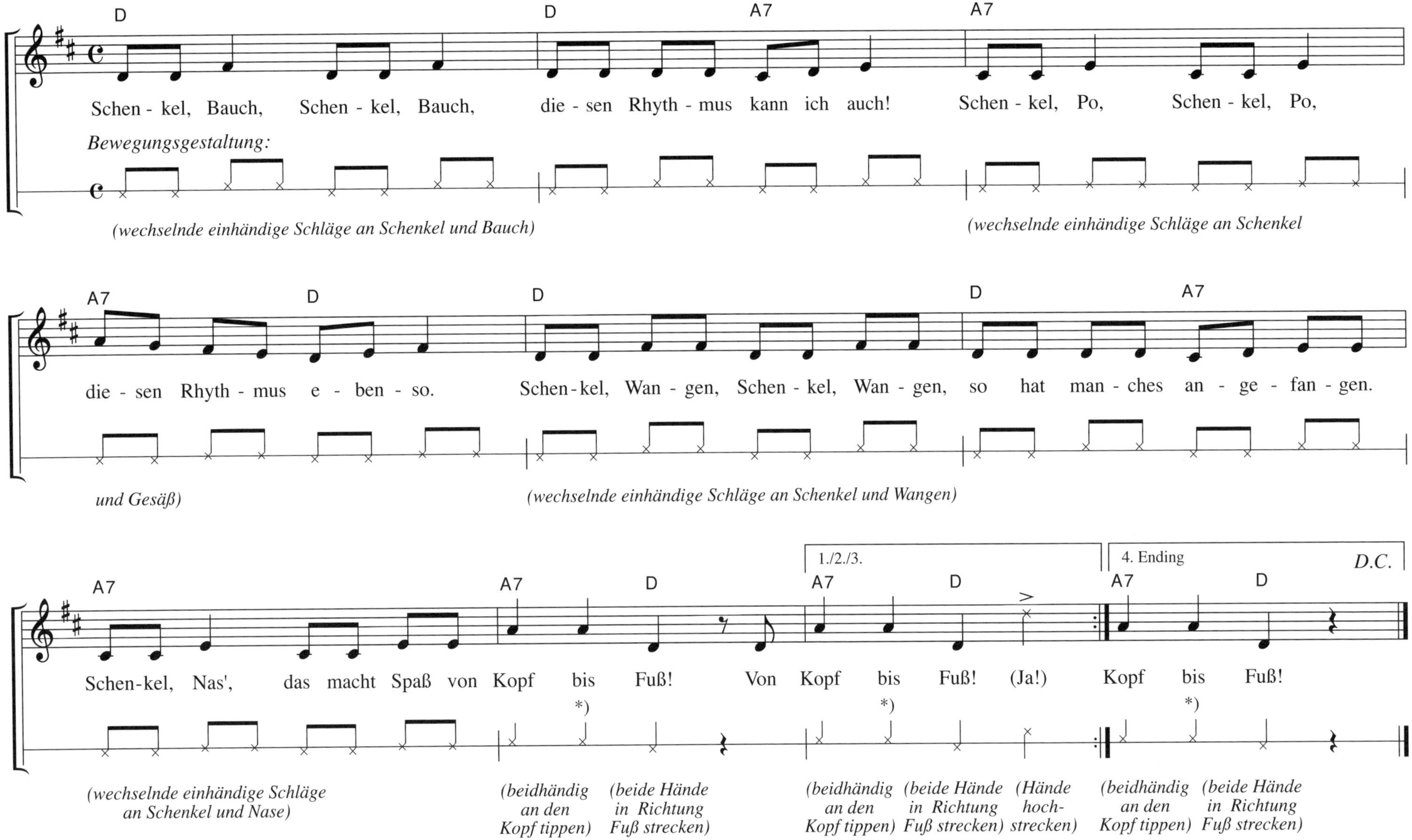

## MUSIKALISCHE GESTALTUNG

### Intro

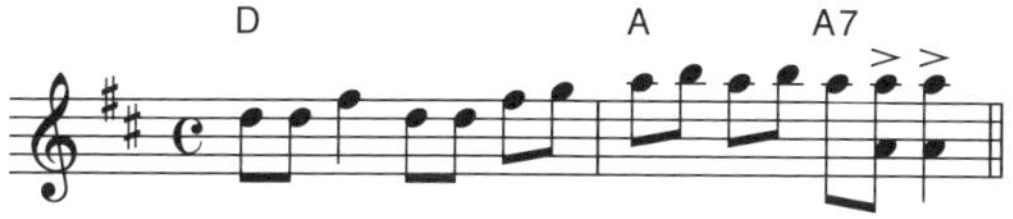


### Begleit-Bausteine

für Stabspiele / Boomwhackers / Stimmen

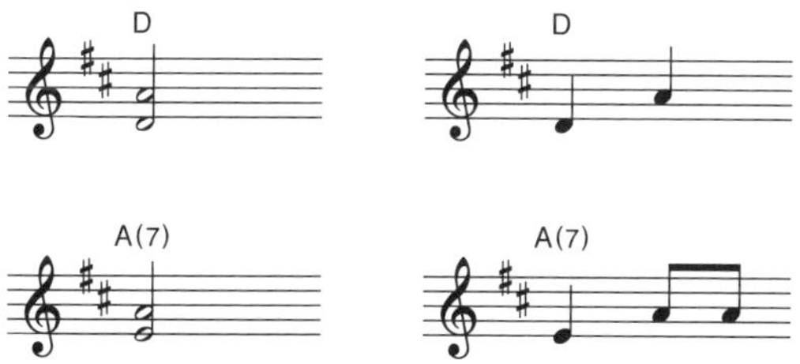


### Rhythmus-Pattern

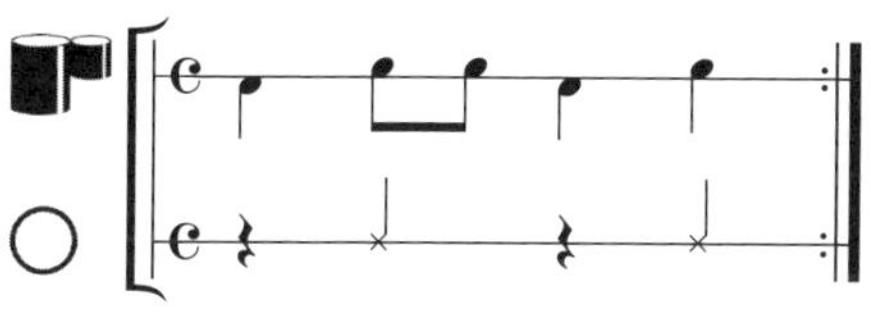

### Flüster-Ostinato

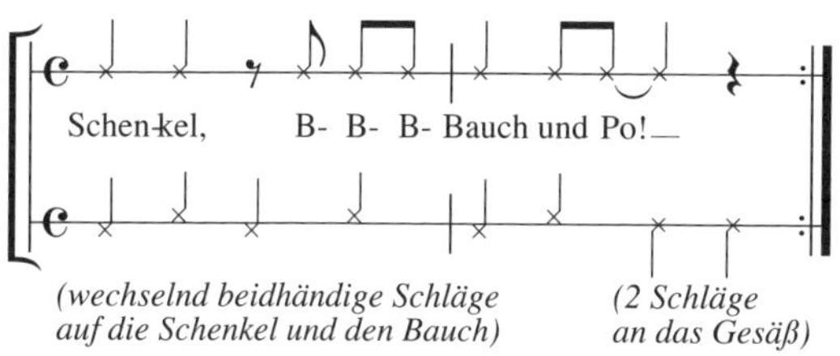


**Style:** 8 Beat ♩= 88

## BEWEGUNGSGESTALTUNG

### Einstimmung & Sensibilisierung

- Koordinationsspiele zur Synchronisation der linken und rechten Gehirnhälfte:
  - a.) Die linke Hand fasst über den Kopf an das rechte Ohrläppchen, die rechte Hand fasst an die Nase; die linke Hand fasst an die rechte Wange, die rechte Hand fasst an das linke Ohrläppchen usw.
  - b.) Die linke Hand fasst an das rechte Knie, die rechte Hand an das linke Knie; die linke Hand greift hinter das linke Knie, die rechte Hand auf das linke Knie usw.
  - c.) Die linke Hand trommelt im Achtelrhythmus auf dem rechten Oberschenkel, die rechte Hand im Viertelrhythmus auf dem linken Oberschenkel.
  - d.) Beide Hände führen synchron eine kreisförmige Bewegung aus, dann zeichnen sie ein Dreieck oder Viereck. Eine besondere Herausforderung: Die linke Hand bewegt sich kreisförmig, die rechte Hand zeichnet ein Dreieck oder Viereck.

### Zur Erarbeitung des Action-Songs

- ***Schenkel, Bauch***: Rhythmische Schläge an Schenkel und Bauch, zuerst beidhändig langsam im Viertelpuls, dann wechselnd einhändig im Achtelpuls.
- ***Schenkel, Po***: Rhythmische Schläge an Schenkel und Po, zuerst beidhändig langsam im Viertelpuls, dann wechselnd einhändig im Achtelpuls.
- ***Schenkel, Wangen***: Rhythmische Schläge an Schenkel und Wangen, zuerst beidhändig langsam im Viertelpuls, dann wechselnd einhändig im Achtelpuls.
- ***Schenkel, Nas'***: Rhythmische Schläge an die Schenkel und Tippen an die Nase, zuerst beidhändig langsam im Viertelpuls, dann wechselnd einhändig im Achtelpuls.

### Gestaltungstipps zum Action-Song

- Die Bewegungssequenz beginnt langsam und wird strophenweise im Tempo gesteigert.
- Als Gestaltungsvariante wird die erste Strophe mit Schlägen im Viertelpuls (wie in der Vorübung) gestaltet, die folgenden Strophen im Achtelpuls (wie in den Noten angegeben).
- Bei einer Ausführung **mit Partner** klatscht man jeweils in der Schlussphrase *Kopf bis Fuß* zum Wort *bis* in Kopfhöhe in die Hände des Partners. Wenn sich die Partner einem Tanzkreis gegenüber stehen, kann mit der jeweiligen Wiederholung der Schlussphrase ein Partnerwechsel erfolgen, indem die Außenstehenden nach rechts zum nächsten Partner wechseln.

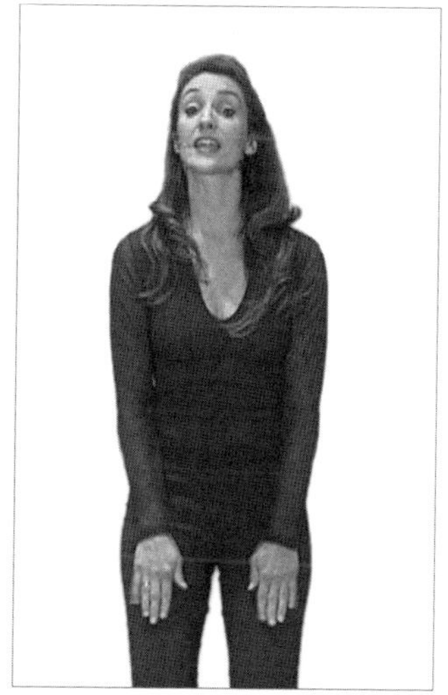

*Schläge auf Schenkel …*

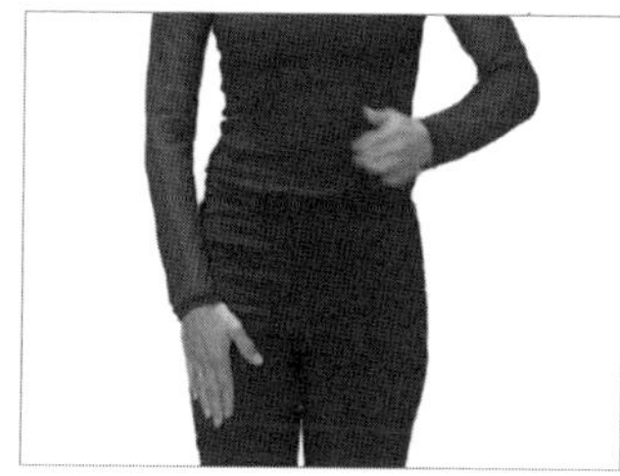

*… Bauch*

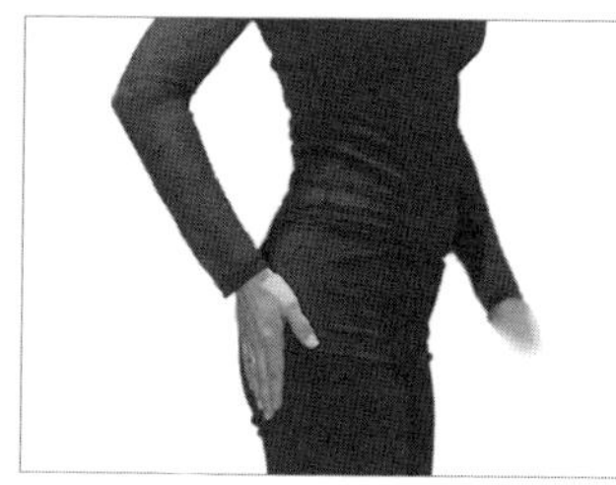

*… und Po*

# KOKOSNUSS-STEP

**Audio-Teil:** Track 5
**CD-ROM-Teil:** Videoclip

Musik, Text und Bewegung:
Lorenz Maierhofer


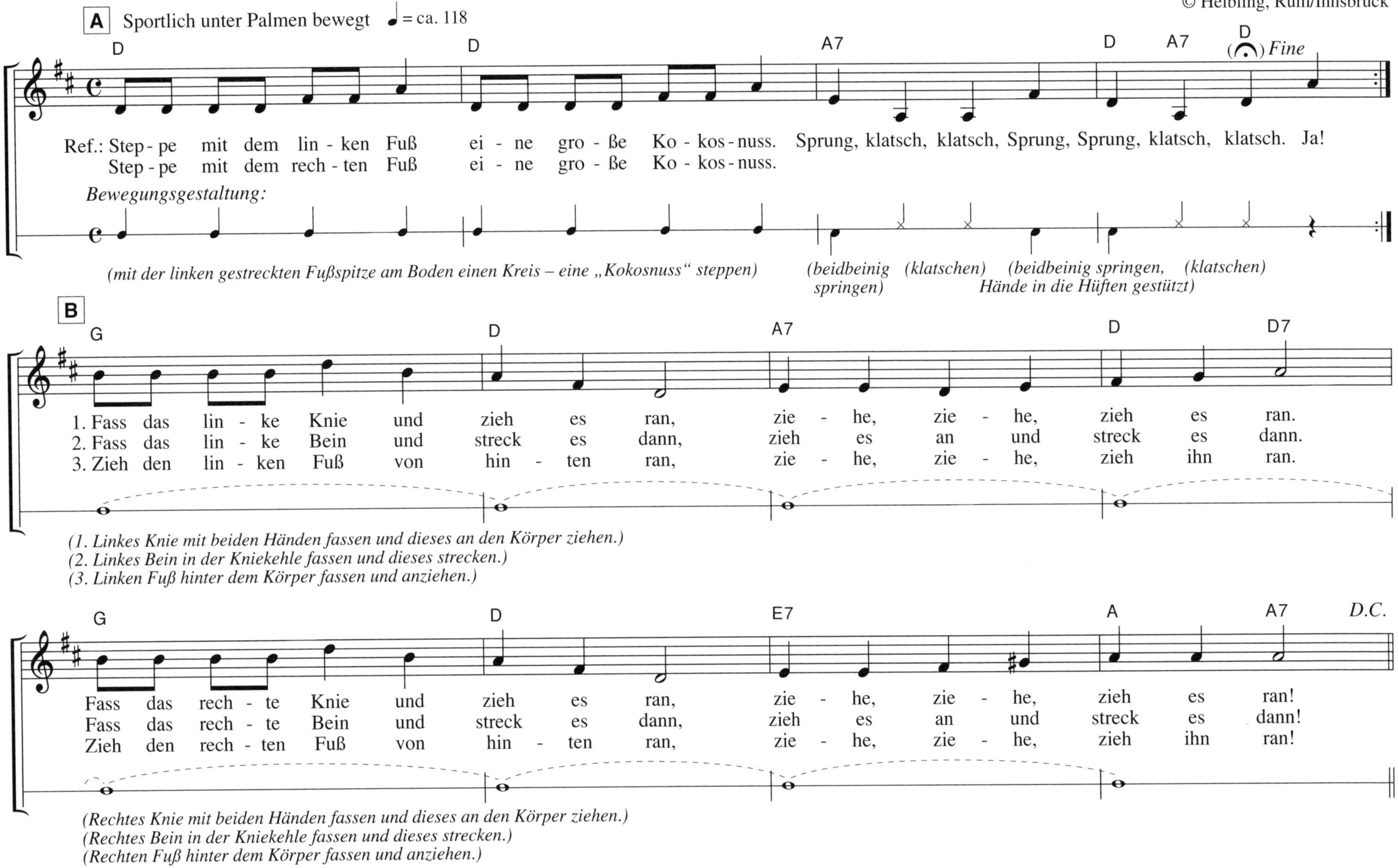

## MUSIKALISCHE GESTALTUNG

### Intro

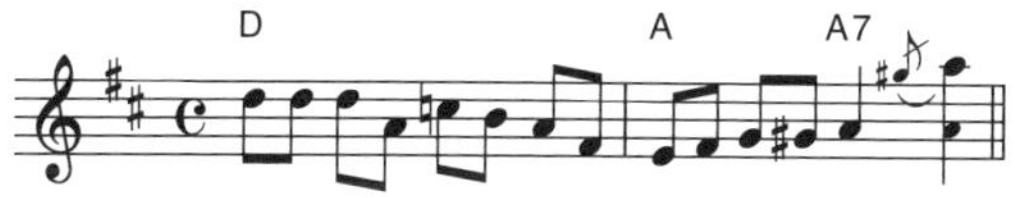


### Begleit-Bausteine

für Stabspiele / Boomwhackers / Stimmen

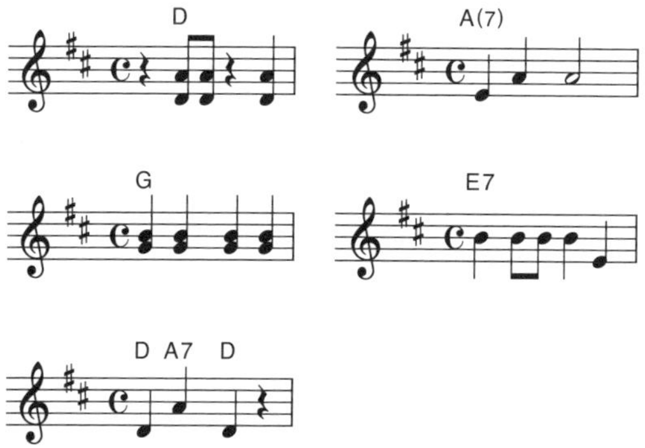


### Rhythmus-Pattern

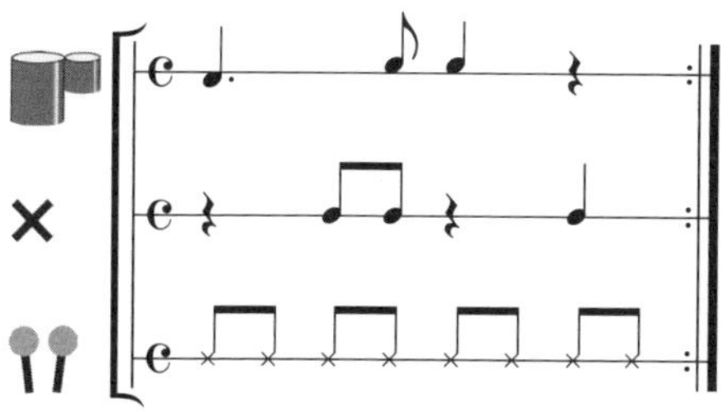

**Style:** Latin ♩= 118

## BEWEGUNGSGESTALTUNG

### Einstimmung & Sensibilisierung

- Dehnen, Strecken und Lockern der Fuß- und Beinmuskel:
  - a.) Kräftiges Strecken und Hochziehen der Fußspitzen, jeweils ca. 3 Sekunden, beide Füße gleichzeitig und auch wechselnd.
  - b.) Wechselweise kräftiges Hochziehen der Beine vor dem Körper (Fassen des Knies) und hinter dem Körper (Fassen des Beines von hinten, Oberschenkel senkrecht gestreckt).
  - c.) Wechselweise ein Knie an den Bauch anziehen (Oberkörper aufrecht) und immer wieder einige Sekunden innehalten. Bewusstes Spüren der Muskelspannung und Dehnung.
  - d.) Locker pendelndes Springen mit beiden Beinen und auch wechselnd mit einem Bein – dazu eventuell klatschen, schnippen oder die Hände reiben, idealerweise im Rhythmus eines Songs oder Musikstückes.

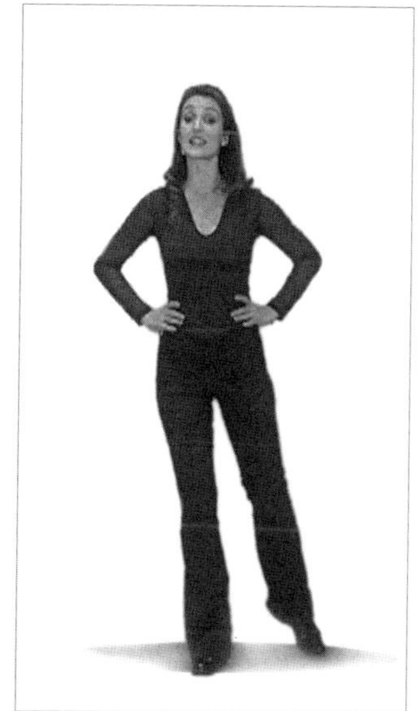

*Steppen einer „Kokosnuss"*

### Zur Erarbeitung des Action-Songs

- ***Steppe mit dem linken Fuß***: Die gestreckte Spitze eines Fußes tippt kreisförmig auf den Boden bzw. tippt die Rundung einer auf dem Boden liegenden Kokosnuss.
- ***Sprung, klatsch, klatsch***: Mit in die Hüften gestützten Händen wird gesprungen und dazwischen geklatscht.
- ***Fass das linke Knie***: Ausführung unterschiedlicher Dehnübungen für die Beinmuskulatur (siehe auch *Einstimmung & Sensibilisierung*, Anm. *b.*) dem Liedtext entsprechend.

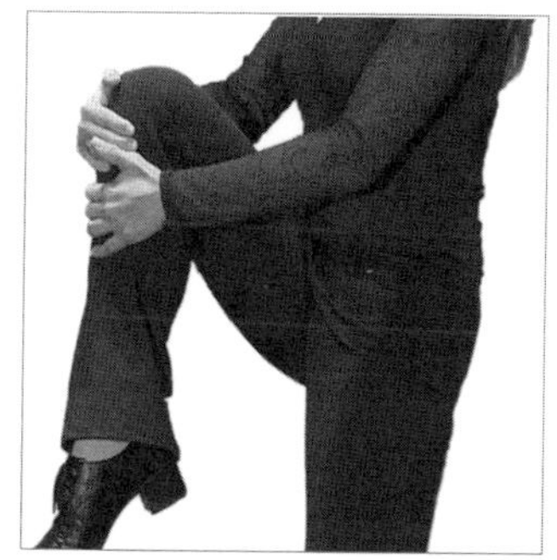

*Beine anziehen*

### Gestaltungstipps zum Action-Song

- Die Akteure bewegen sich stehend, **einzeln** – frei im Raum, in einem Kreis oder in versetzten Reihen.
- In einer **Paar-Gestaltung** kann das Klatschen in Teil [A] als Partnerklatschen ausgeführt werden.

# 6 WALK, JUMP AND WAVE YOUR HAND

**Audio-Teil:** Track 6
**CD-ROM-Teil:** Videoclip

Musik, Text und Bewegung:
Lorenz Maierhofer


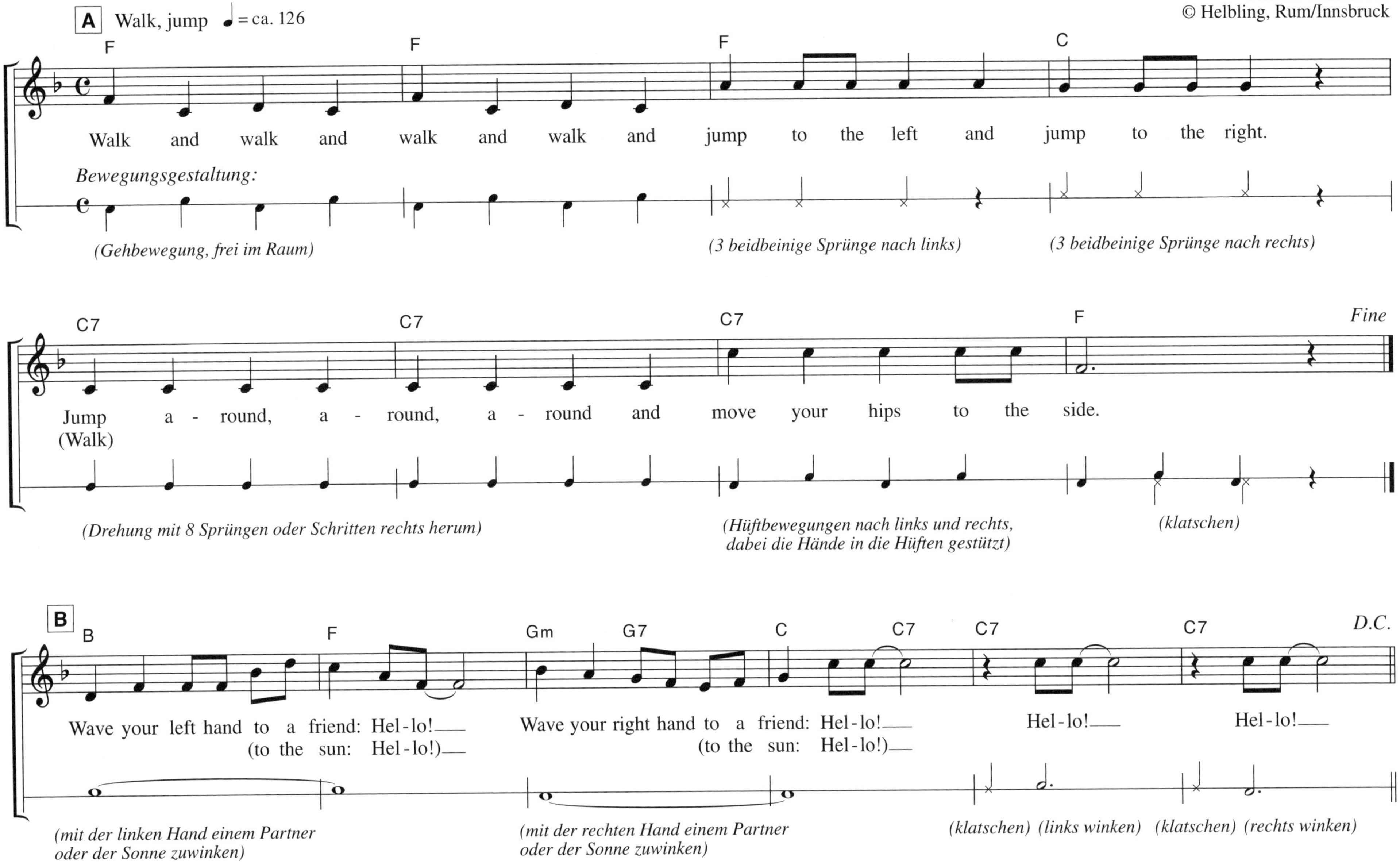

## MUSIKALISCHE GESTALTUNG

**Intro**

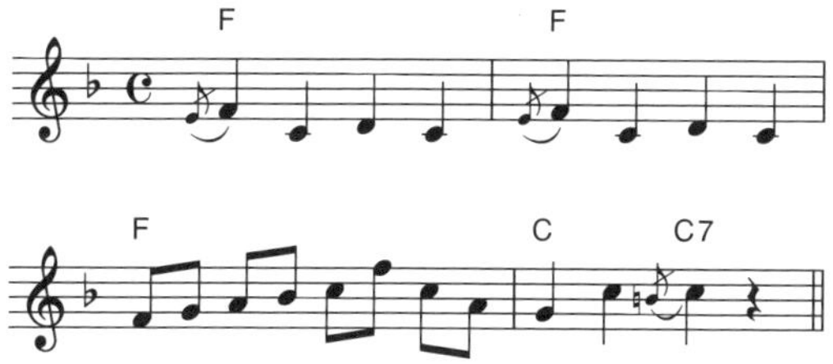


**Begleit-Bausteine zum Teil A**
für Stabspiele / Boomwhackers / Stimmen

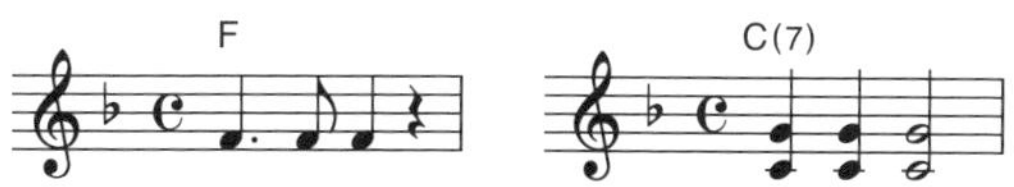


**Rhythmus-Pattern**

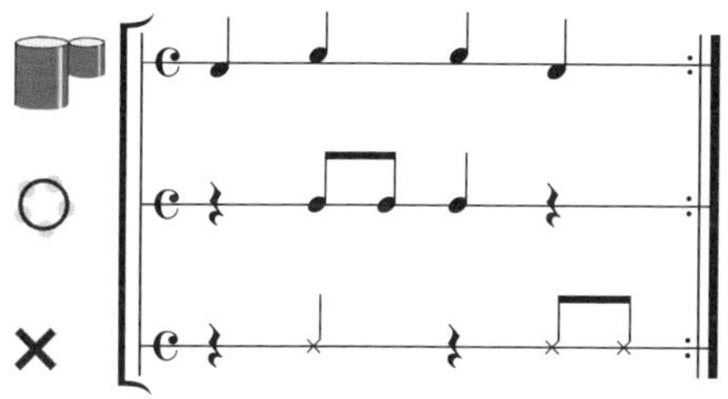

**Style:** 8 Beat ♩= 126

## BEWEGUNGSGESTALTUNG

### Einstimmung & Sensibilisierung

- Einen „Energieball" mit den Händen (wie einen Schneeball) formen und diesen hochwerfen, wieder fangen, und auch seinen Körper damit „einreiben".
- Mit den Händen geformte „Energiebälle" zu einem Freund werfen. Gleichzeitig kann dieser Wurf vokal begleitet werden, z. B. mit ***Pssss!, Uiiii!, Fly!, For you!***.
- „Energie-Äpfel aus den Wolken pflücken": Hoch über dem Kopf imaginäre Äpfel fassen. Diese kann man genüsslich verspeisen oder auch einem Partner anbieten.
- „Stop and go"-Spiel: Alle stehen frei im Raum verteilt. Einer aus der Gruppe (nicht vorbestimmt!) beginnt spontan zu gehen, alle folgen diesem Impuls, bis ein anderer als weiterer Impuls wieder stehen bleibt oder auch das Gehen beliebig variiert (z. B. auf Zehenspitzen oder stampfend gehen oder auch eine gemeinsame Atmung finden). Das Spiel fördert die Aufmerksamkeit/Einfühlsamkeit/Teamfähigkeit innerhalb einer Gruppe.

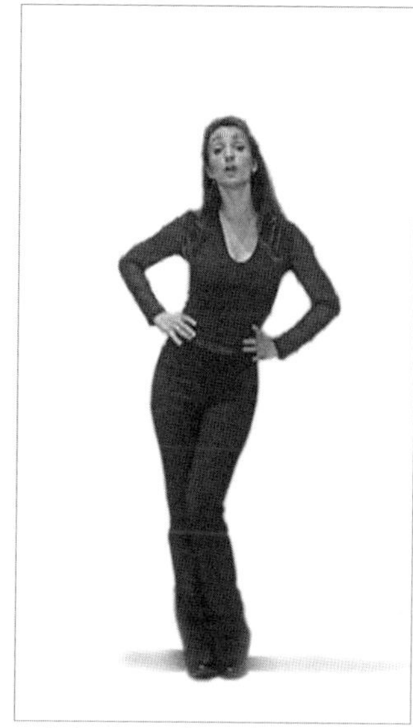

*Schwungvolle Hüftbewegung*

### Zur Erarbeitung des Action-Songs

- ***Walk and walk***: Lockere, schlendernde Gehbewegung frei im Raum oder auf dem Platz ausführen.
- ***Jump to the left***: dem Text entsprechend 3 leichtfüßige Sprünge nach links und rechts ausführen.
- ***Jump around***: Leichtfüßig springend oder in einer Gehbewegung mit kleinen Schritten eine Drehbewegung ausführen.
- ***Move your hips to the side***: 7 schwungvolle Hüftbewegungen ausführen. Dabei sind die Hände in die Hüften gestützt.

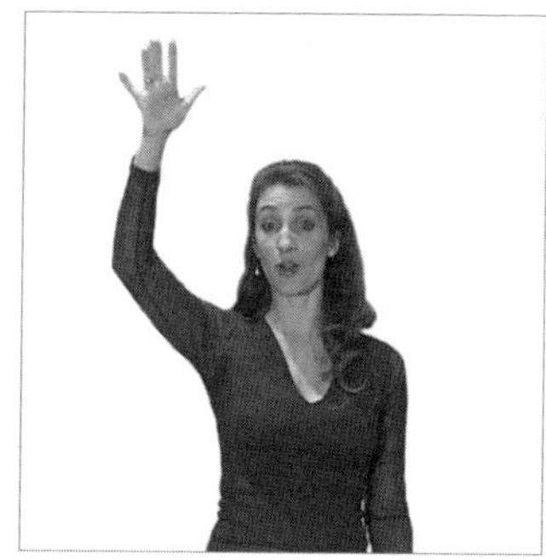

*Winken: „Hello!"*

### Gestaltungstipps zum Action-Song

- Die Akteure bewegen sich stehend, **einzeln** – frei im Raum, in Reihen oder im Kreis.
- In einer **Paar-Gestaltung** winken sich die Partner (oder zwei Gruppen) wechselweise zu.
- ***To the sun: „Hello!"***: Die Ausführenden winken freundlich zur Sonne oder zu anderen, beispielsweise „to Tom", „to Sue", „to the moon".

7

Audio-Teil: Track 7
CD-ROM-Teil: Videoclip

# UP AND DOWN IN MY MOVING TRAIN

Musik, Text und Bewegung:
Lorenz Maierhofer
© Helbling, Rum/Innsbruck

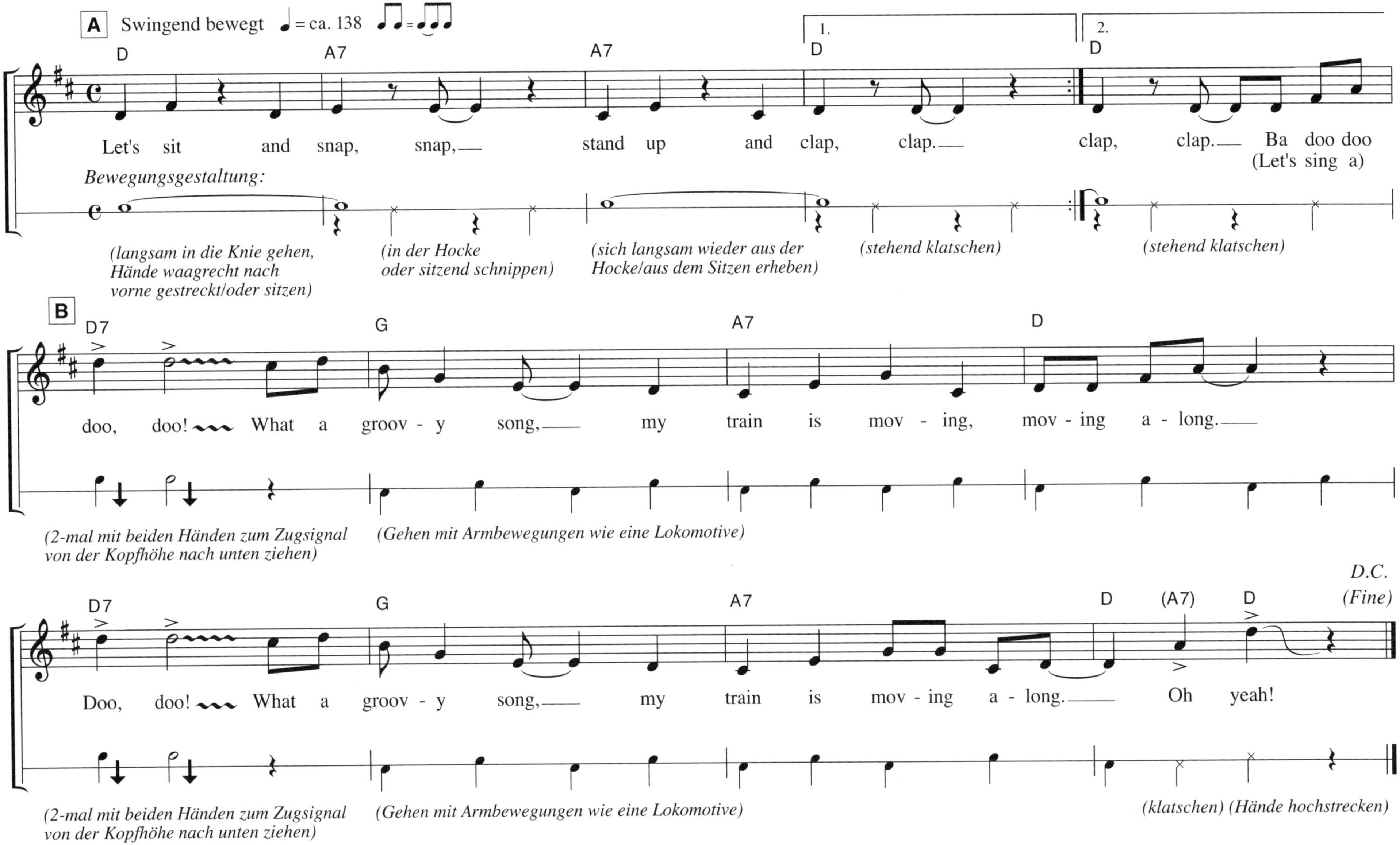

## MUSIKALISCHE GESTALTUNG

**Intro** 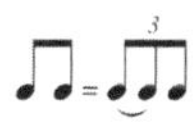

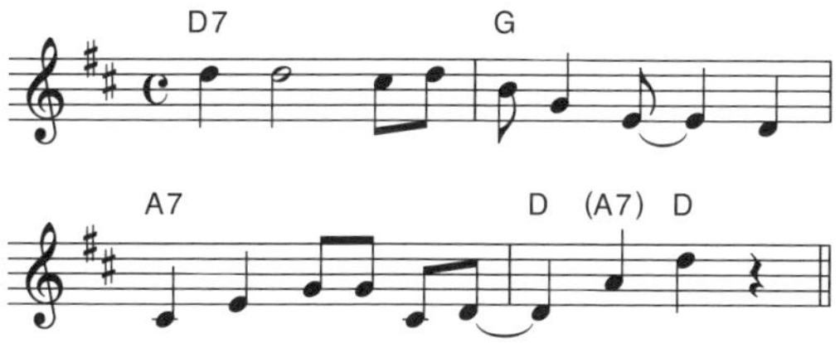


**Begleit-Bausteine**
für Stabspiele / Boomwhackers / Stimmen

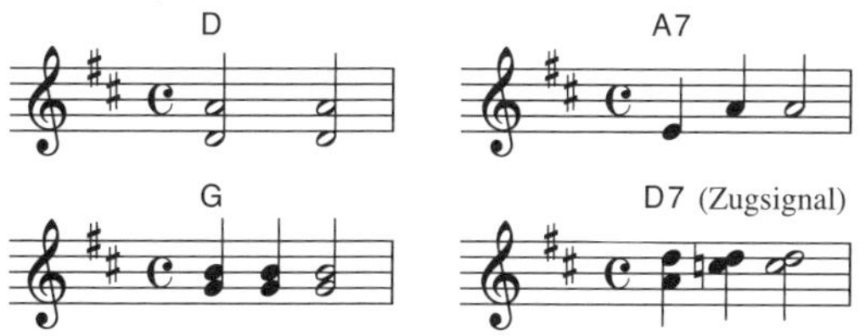


**Rhythmus-Pattern**

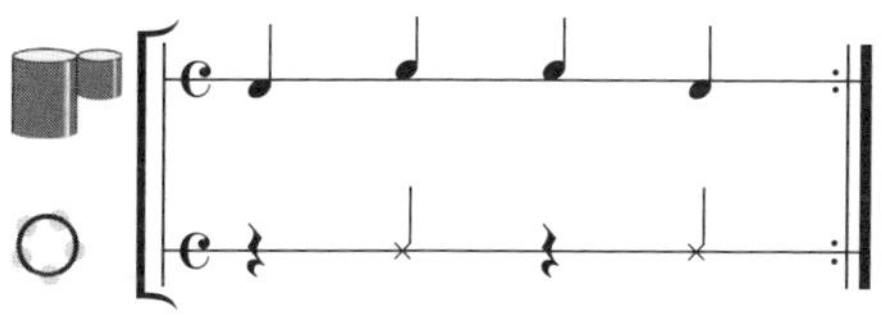

**Vocussion-Pattern**

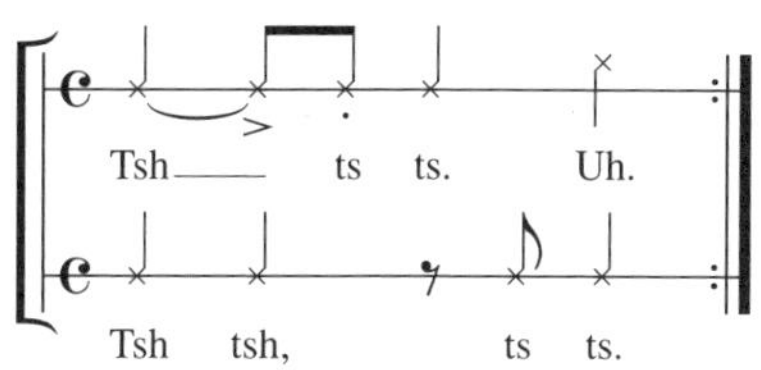


**Style:** Swing ♩= 138

## BEWEGUNGSGESTALTUNG

### Einstimmung & Sensibilisierung

- Mit Zischgeräuschen und Körperbewegungen eine Lokomotive imitieren. Dabei Spüren der Bewegung der Bauchmuskel und Lockerung der Atem-, Sprech- und Singstütze.
- Imaginationsspiel: Ich fixiere einen Punkt an der Wand im Raum und stelle mir vor, ich fahre in einem Zug – Landschaften, Häuser und Sehenswürdigkeiten ziehen an meinem „Zugfenster" vorbei. Ich versuche mir interessante Details zu merken und die schönsten Bilder einzuprägen, um Freunden von meiner Fantasiereise zu erzählen.
- Intensives Erleben in Zeitlupe: Ich bewege meinen Körper wie eine Lokomotive und bremse diese Bewegung auf ein Zeitlupentempo. Dabei spüre ich jede Muskelbewegung bewusst und intensiv. Auch mein Blick gleitet in Zeitlupe und entdeckt viel Interessantes, was im raschen Tempo verborgen bleibt.

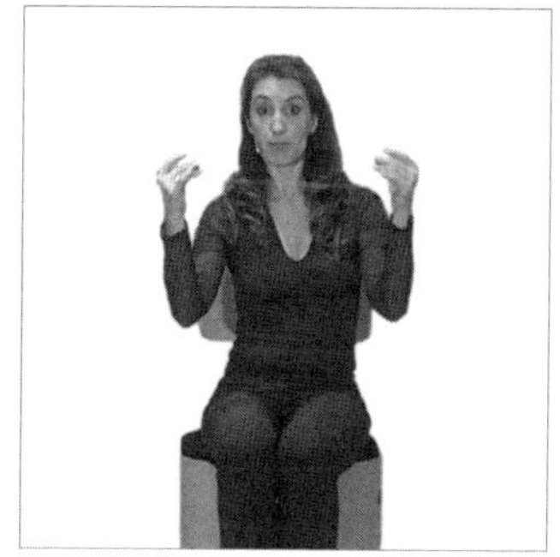

*Sitzend schnippen*

### Zur Erarbeitung des Action-Songs

- ***Let's sit and snap***: Auf einem Stuhl sitzend oder frei in der Hocke „sitzend" mit beiden Händen schnippen.
- ***Stand up and clap***: Stehend klatschen.
- ***Doo doo, what a groovy song, my train is moving along***: Beginnend mit einer Signal gebenden Handbewegung Ausführen einer swingend bewegten Lokomotive-Groove. Diese fahrende Bewegung kann um den Stuhl oder frei im Raum erfolgen. In einem Stuhlkreis können hiermit frei die Plätze gewechselt werden.

### Gestaltungstipps zum Action-Song

- Die Akteure bewegen sich stehend oder gehend, **einzeln** – frei im Raum oder in Reihen.
- In einer **Paar-Gestaltung** wenden sich alle in Teil [A] einem Partner zu und agieren gegenüber stehend. In Teil [B] „fahren" sie mit ihrem Zug frei im Raum, bis sie sich wieder einem Partner für die Ausführung des [A]-Teils zuwenden.

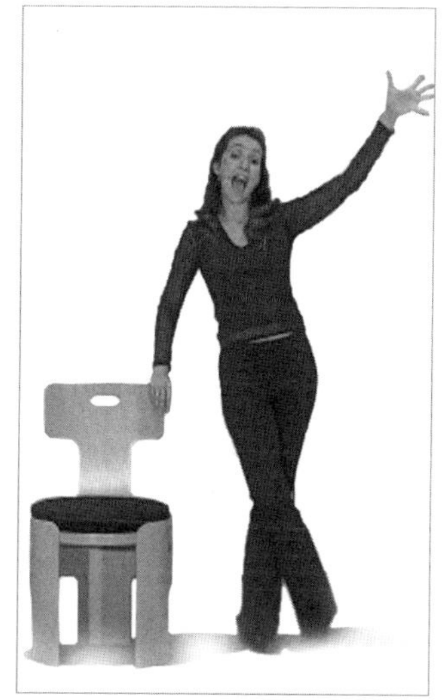

*Den Stuhl umkreisen*

# 8

Audio-Teil: Track 8
CD-ROM-Teil: Videoclip

# ELLBOGEN, HAND UND LUFTKLAVIER

Musik, Text und Bewegung:
Lorenz Maierhofer


A Mit Ausdruck ♩ = ca. 96

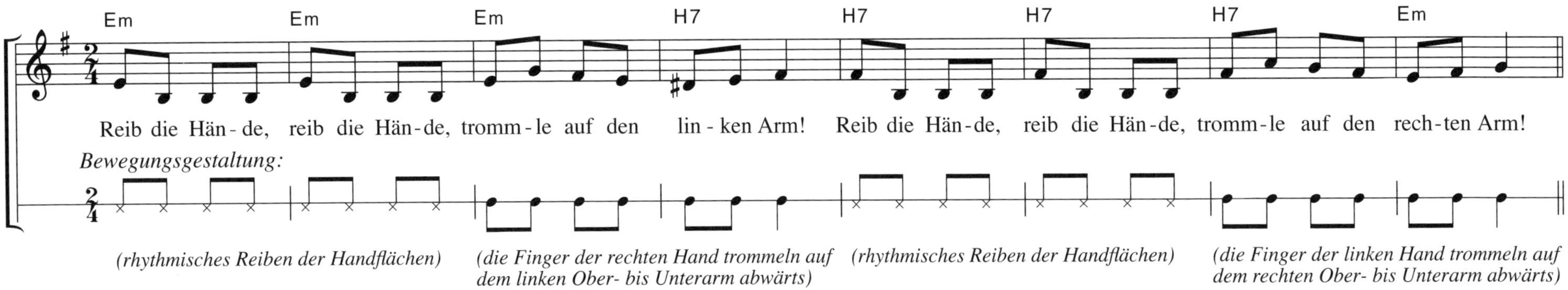


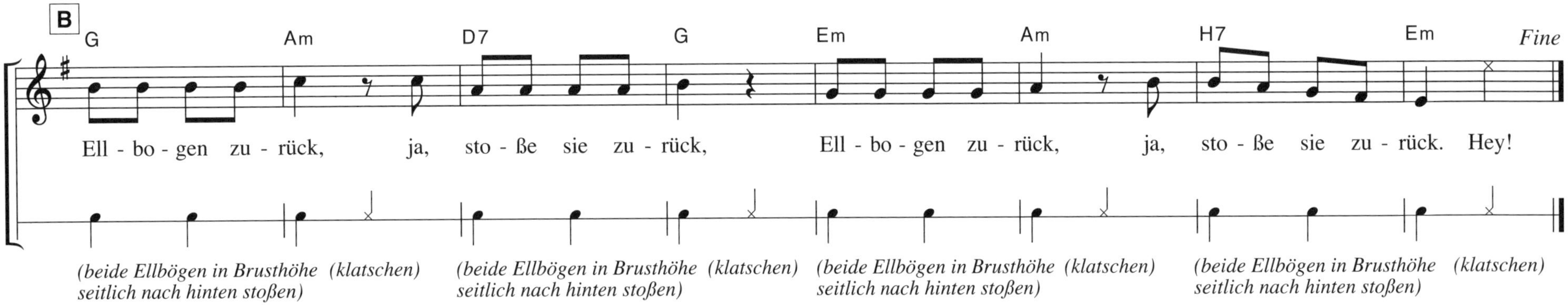


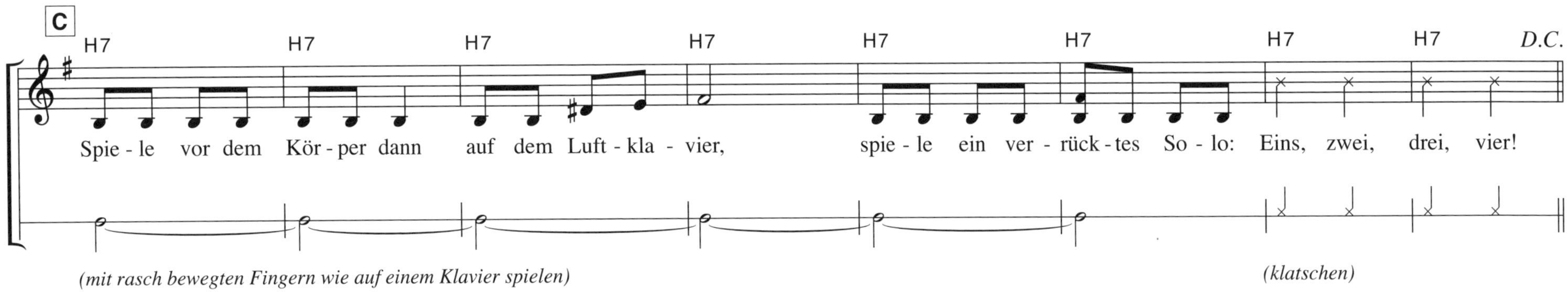

## MUSIKALISCHE GESTALTUNG

### Intro

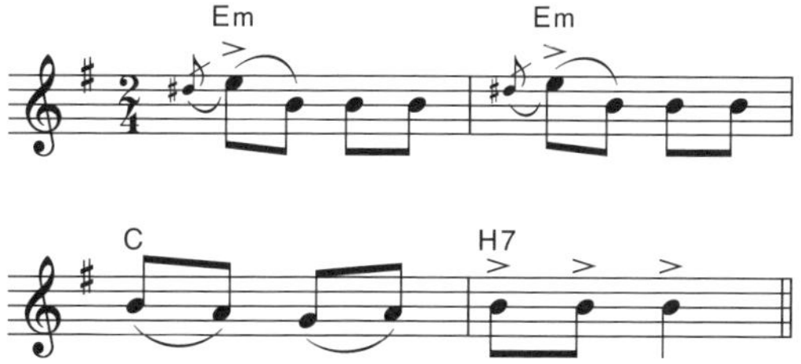


### Begleit-Bausteine

für Stabspiele / Boomwhackers / Stimmen

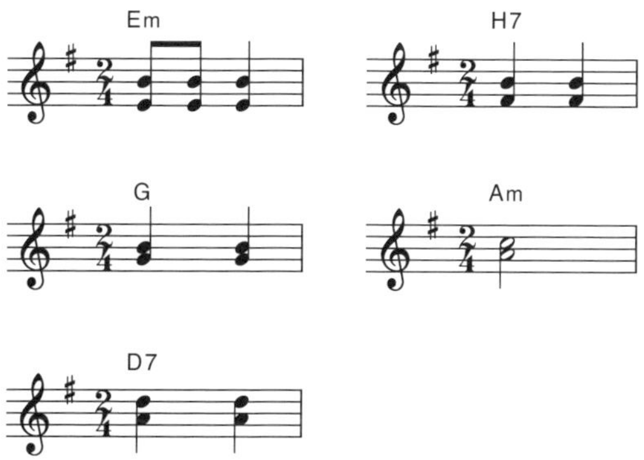


### Rhythmus-Pattern

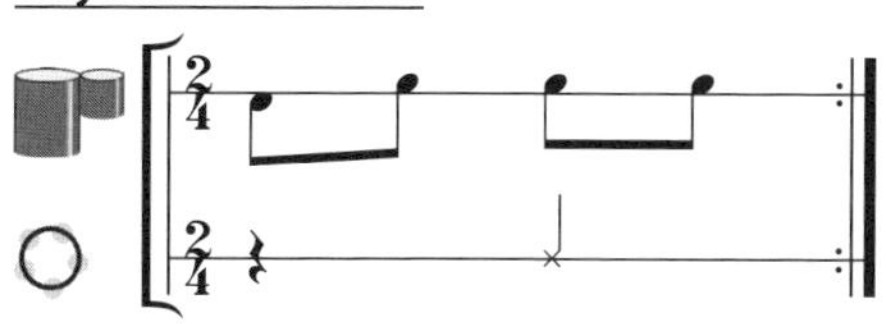

**Style:** Beat ♩= 96

## BEWEGUNGSGESTALTUNG

### Einstimmung & Sensibilisierung

- Das Reiben der Hände, so sagt man, bewirkt gute Laune. Außerdem lässt diese Bewegung besondere Energien frei werden. Deshalb kann man sich mit einem Reiben der Hände beleben, man streicht die „gute Laune" und Energie immer wieder über verschiedene Körperteile. Diese Energie kann auch an einen Partner weitergegeben werden.
- Bewegte Finger „laufen wie Ameisen" auf dem Kopf, über die Wangen, über die Stirn, über den Nacken – eine erfrischende Entspannungs-Massage. Variation: Die Finger „tropfen wie warmer Regen" oder „streicheln wie Sonnenstrahlen".
- Die Finger der linken Hand spielen auf dem rechten Unterarm wie auf einem Klavier, dann die Finger der rechten Hand auf dem linken Unterarm.
- Finger und Handflächen trommeln freie Soli auf dem unteren Oberschenkel wie auf Bongos, eventuell zu einem Song oder einem Musikstück.
- Eine Hand greift über die Schulter möglichst weit an der Wirbelsäule am Rücken abwärts. Die andere Hand fasst an den Ellbogen und hilft mit leichtem Druck, diese Dehnung zu unterstützen.

### Zur Erarbeitung des Action-Songs

- ❑ ***Reib die Hände***: Rhythmisch massierendes Reiben der Hände.
- ❑ ***Trommle auf den linken Arm***: Verteilung der Energie des Reibens mit leichten Trommelschlägen auf Ober- und Unterarm.
- ❑ ***Ellbogen zurück, ja stoße sie zurück***: Rhythmische Dehnung der Arm-, Schulter- und Rückenmuskel durch das Zurückstoßen der Ellbogen.
- ❑ ***Spiele vor dem Körper dann auf dem Luftklavier***: Ausführen einer sehr raschen Fingerbewegung wie auf den Tasten eines Klaviers.

### Gestaltungstipps zum Action-Song

- ❑ Die Akteure bewegen sich stehend oder sitzend frei im Raum, **einzeln** – im Kreis oder in Reihen.
- ❑ In einer **Paar-Gestaltung** kann das Reiben der Hände mit einem Partner erfolgen.

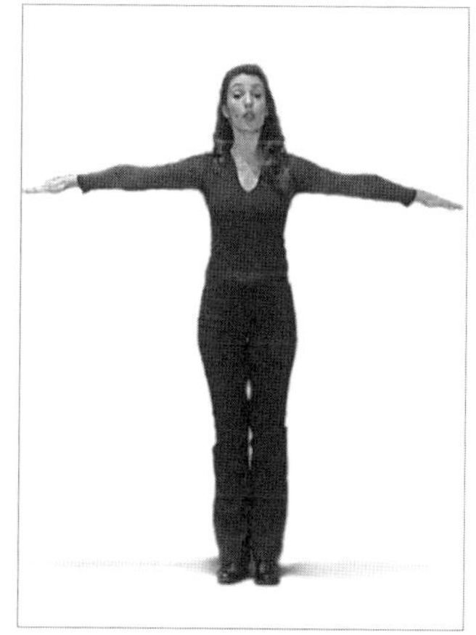

*Ellbogen zurückstoßen*

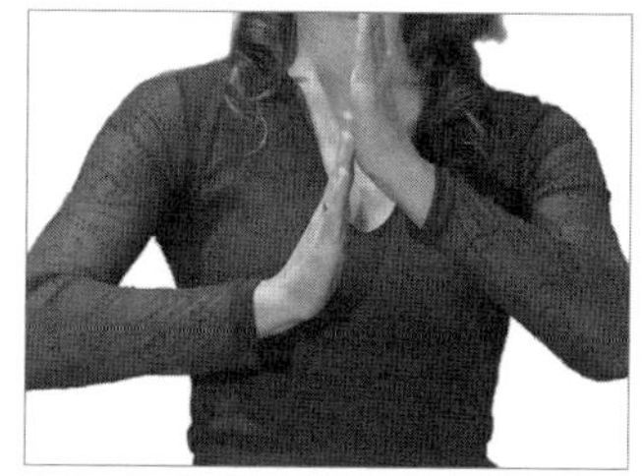

*Reiben der Hände*

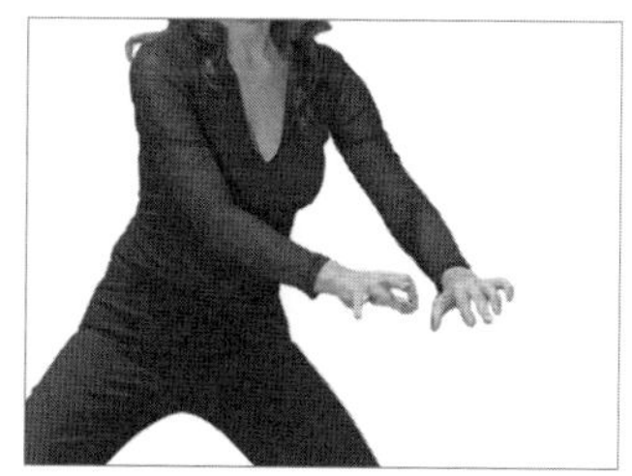

*Spielen auf dem „Luftklavier"*

9

Audio-Teil: Track 9
CD-ROM-Teil: Videoclip

# ALIEN LADIES IN THE STREET

Musik, Text und Bewegung:
Lorenz Maierhofer


Emotionally ♩ = ca. 108

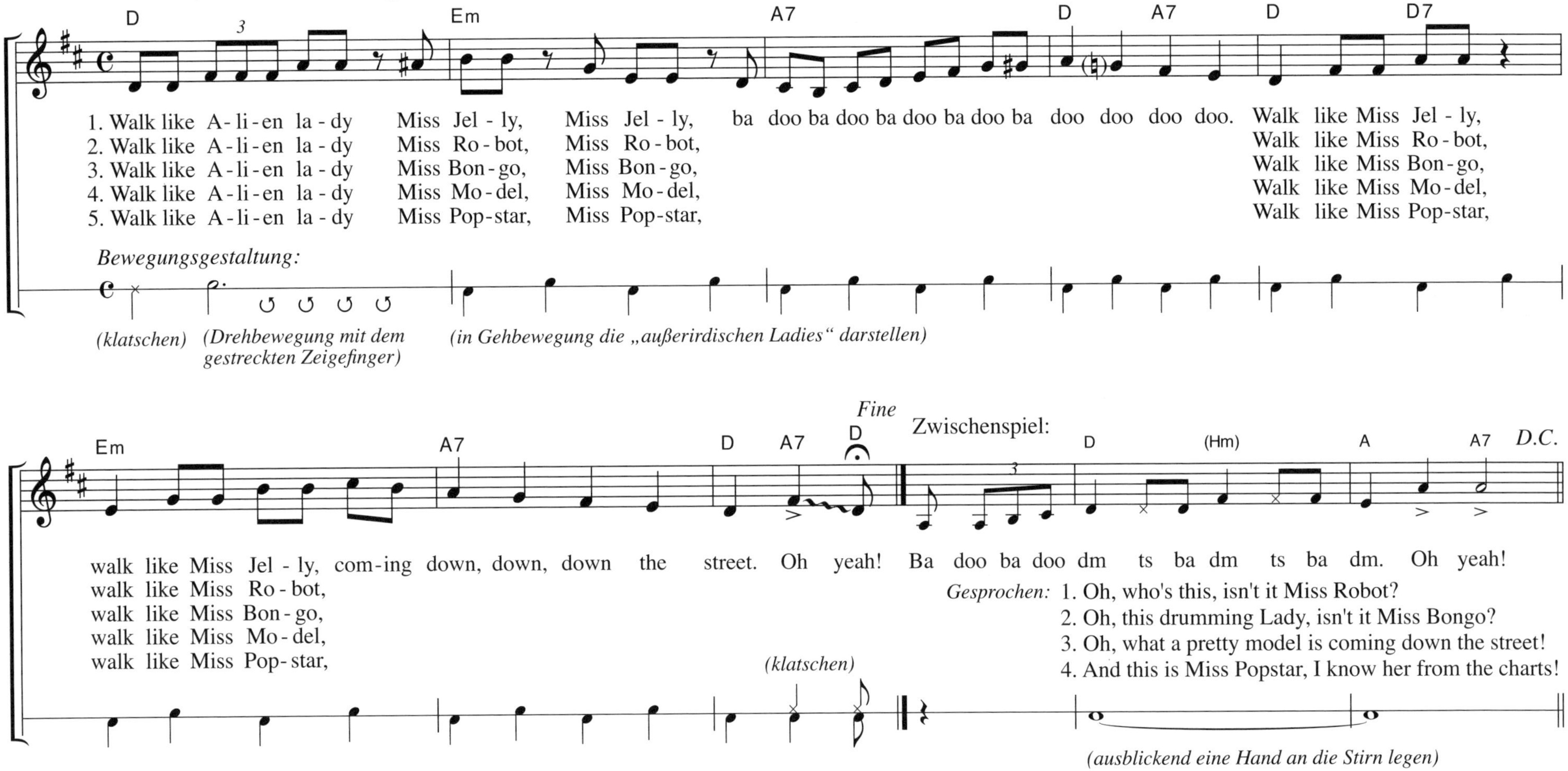

## Musikalische Gestaltung

**Intro**

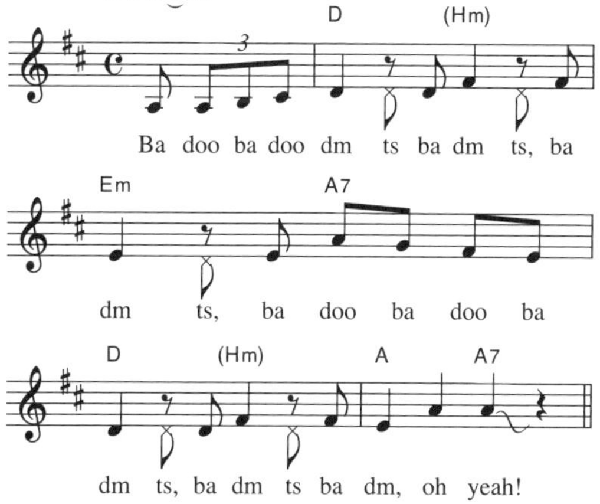


**Begleit-Bausteine**

für Stabspiele / Boomwhackers / Stimmen

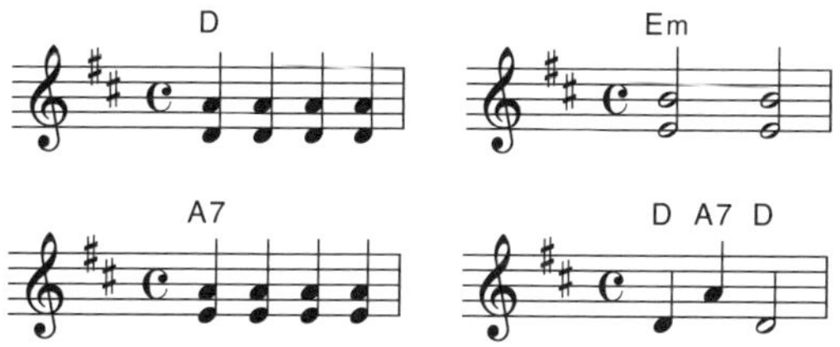


**Vocussion-Pattern**

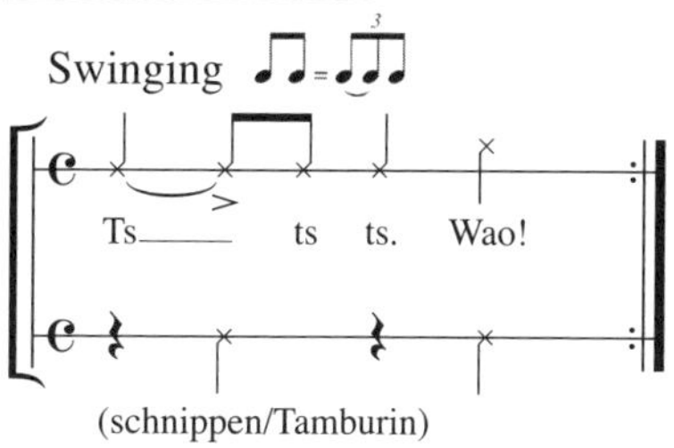


**Style:** Swing ♩ = 108

## Bewegungsgestaltung

### Einstimmung & Sensibilisierung

- Freies Gehen im Raum mit unterschiedlichem Körperausdruck: z. B. akzentuiert wie ein Roboter, selbstgefällig wie ein Popstar, schönheitsbewusst wie ein Model, groovig wie ein Trommler, weich wie ein Pudding, stampfend wie ein Elefant, tänzelnd wie eine Gazelle, kopfhoch wie eine Giraffe, hopsend wie ein Känguru, trollig wie ein Bär.
- Sich mit unterschiedlichem Körperausdruck bewegen. Ein Partner versucht dabei, alle Bewegungen spiegelbildlich zu imitieren. Dann werden die Rollen gewechselt.
- Alle gehen entsprechend einem vom Leiter ausgerufenen Stichwort: z. B. „Elefant", „Katze", „Hase", „müde", „zornig", „verliebt", „eilig", „verträumt".
- Meine Finger und Hände streicheln/massieren meine Aura – im Abstand von ca. 10 Zentimeter zur Körperoberfläche gleiten die Hände langsam und energiebewusst über die erreichbaren Körperteile. Diese Aura-Massage kann auch anregend mit einem Partner ausgeführt werden – sanft bis kräftig, zärtlich bis robust.

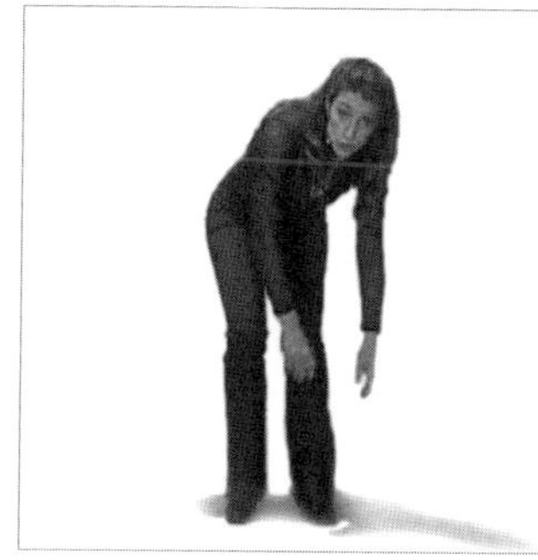

*Mit weichen Bewegungen wie „Miss Jelly" gehen*

### Zur Erarbeitung des Action-Songs

- ***Walk like Alien lady***: Im Stehen den Körperausdruck einer aus dem All „erscheinenden" Lady darstellen.
- ***Miss Jelly***: Gehbewegungen mit einem der dargestellten Person der jeweiligen Strophe entsprechenden Ausdruck ausführen.

### Gestaltungstipps zum Action-Song

- Die Akteure bewegen sich **einzeln** gehend – frei im Raum oder in Reihen.
- In einer **Paar-Gestaltung** kann die Gehbewegung von je zwei Akteuren spiegelbildlich ausgeführt werden.
- Die unterschiedlichen „Alien-Ladies" können auch in einer Spielszene agieren. An einzelne oder Gruppen werden Rollen verteilt, welche entsprechend dem Aufruf des Sprechers ihre Gehbewegung ausführen. Dabei sind frei improvisierte weibliche wie auch männliche Namens- und Bewegungsvarianten möglich, z. B. „I see Alien-Mister Sir Peter …" oder „I see Alien-Monster Green Monkey …".

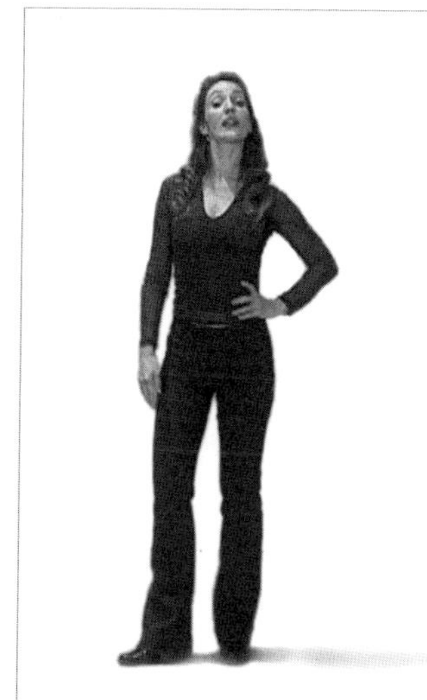

*Sich wie ein Model auf dem Laufsteg präsentieren*

10

**Audio-Teil:** Track 10
**CD-ROM-Teil:** Videoclip

# WER IST STÄRKER

Musik, Text und Bewegung:
Lorenz Maierhofer


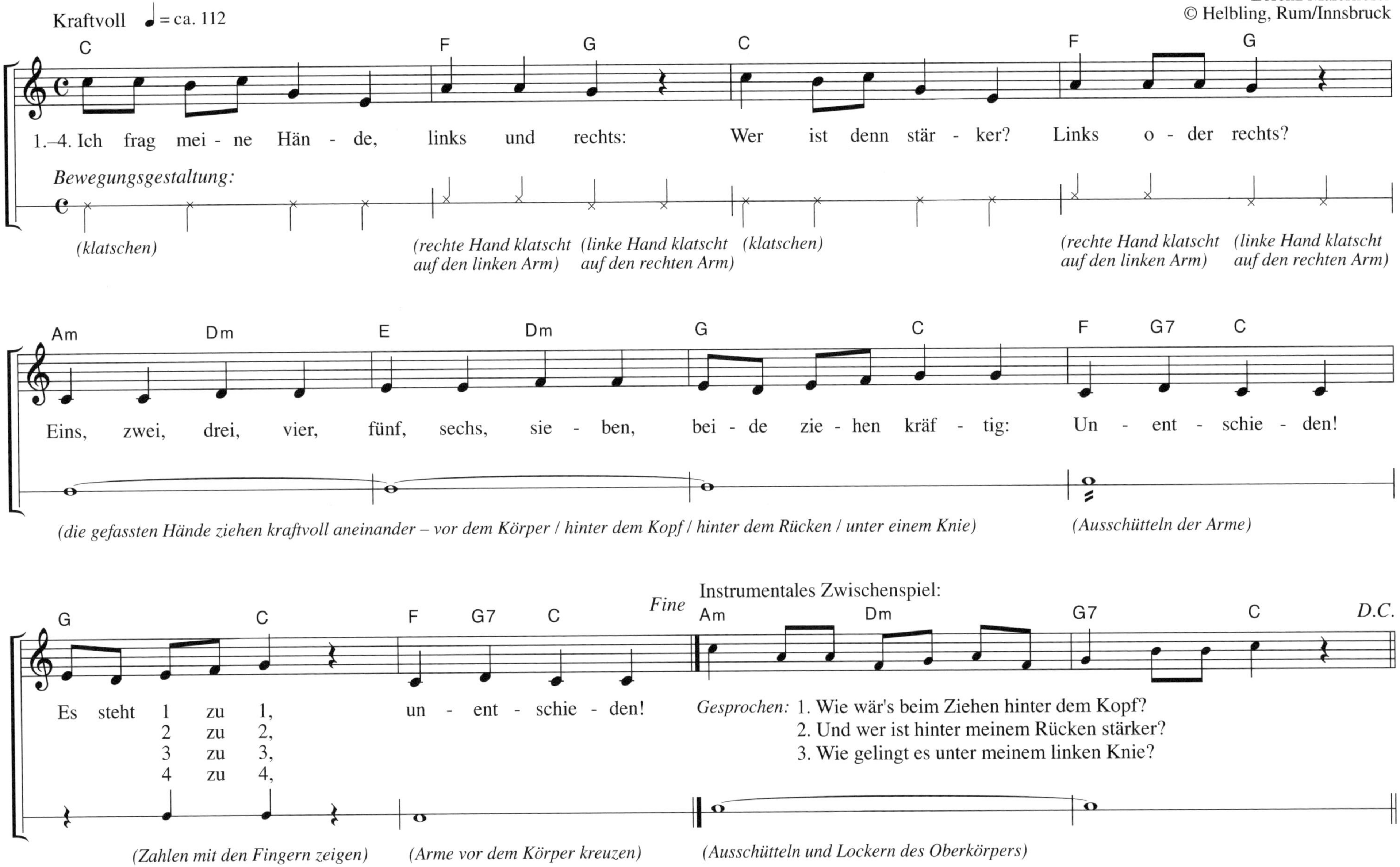

## MUSIKALISCHE GESTALTUNG

### Intro

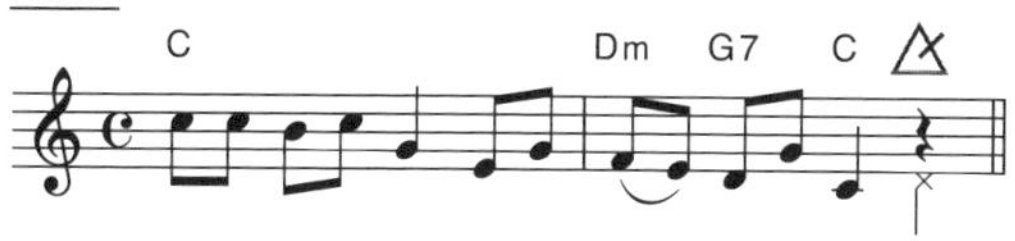


### Flüster-Ostinato

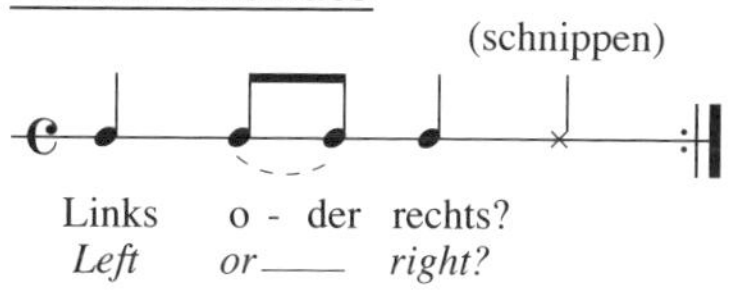


### Vocussion-Pattern

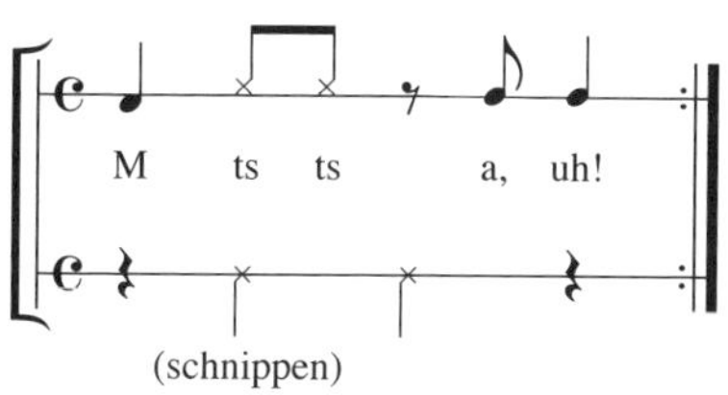


### Rhythmus-Pattern

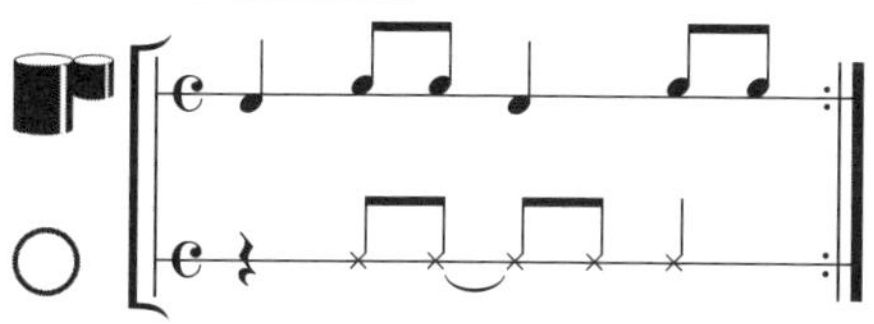

**Style:** 8 Beat ♩= 112

## BEWEGUNGSGESTALTUNG

### Einstimmung & Sensibilisierung

- Stress-Abschüttelung: Intensives Ausschütteln des Körpers mit Seufzern und ausrufenden Lauten oder Texten wie *Ich fühl' mich fit!*.
- Felsenschwer und federleicht: Man fühlt sich unendlich schwer (ca. 5–7 Sekunden) und dann wieder unendlich leicht (ca. 5–7 Sekunden). Dabei empfindet man bewusst die Gefühle und Muskelspannungen.
- Rückenmassage mit einem Partner: Hand und Finger massieren den Rücken eines Partners, welcher sich entspannt nach vorne neigt. Es wird zart bis kräftig massiert, geknetet und „getrommelt" und schließlich mit streichelnden Bewegungen beruhigt. Die Finger beider Hände gleiten abschließend links und rechts der Wirbelsäule empor, während sich der Entspannte langsam erhebt.
- Im imaginären Fitnessstudio:
  a.) Die Arme drücken einen imaginären Balken kräftig nach unten, nach vorne, nach oben und zur Seite.
  b.) Die Hände boxen kraft- und lustvoll in einen imaginären Sandsack.
  c.) Die Arme drücken kraftvoll umarmend ein imaginäres Kissen an den Körper.

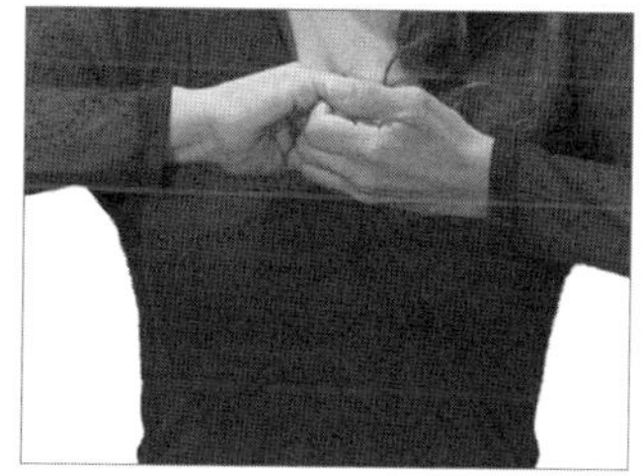

*Kraftvolles Ziehen vor dem Körper*

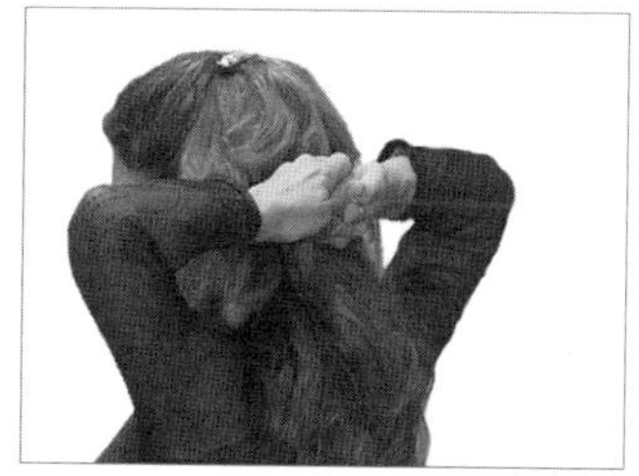

*Ziehen hinter dem Kopf*

### Zur Erarbeitung des Action-Songs

- ***Ich frag' meine Hände, links und rechts***: Nach dem Klatschen werden die Hände kraftvoll schüttelnd präsentiert.
- ***1, 2, 3, …***: Während des Zählens bis 7 Hände aneinander ziehen (hinter dem Kopf, hinter dem Rücken, unter dem Knie).
- ***Unentschieden!***: Nach der Muskelanspannung in Armen und Händen werden diese und der ganze Oberkörper gelockert und ausgeschüttelt.

### Gestaltungstipps zum Action-Song

- Die Akteure bewegen sich stehend oder sitzend, **einzeln** – frei im Raum, im Kreis oder in Reihen
- In einer **Paar-Gestaltung** können die Partner die Art des Ziehens jeweils spiegelbildlich ausführen, eventuell in pointierten, akrobatischen Stellungen.

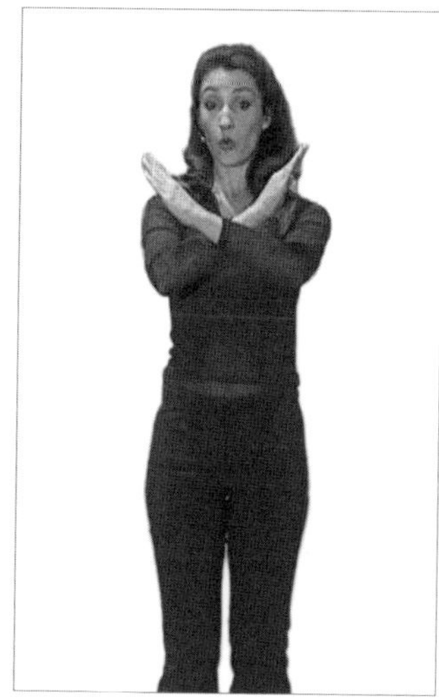

*Unentschieden!*

# 11

**Audio-Teil:** Track 11
**CD-ROM-Teil:** Videoclip

# TURNENDE FINGER

Musik, Text und Bewegung:
Lorenz Maierhofer


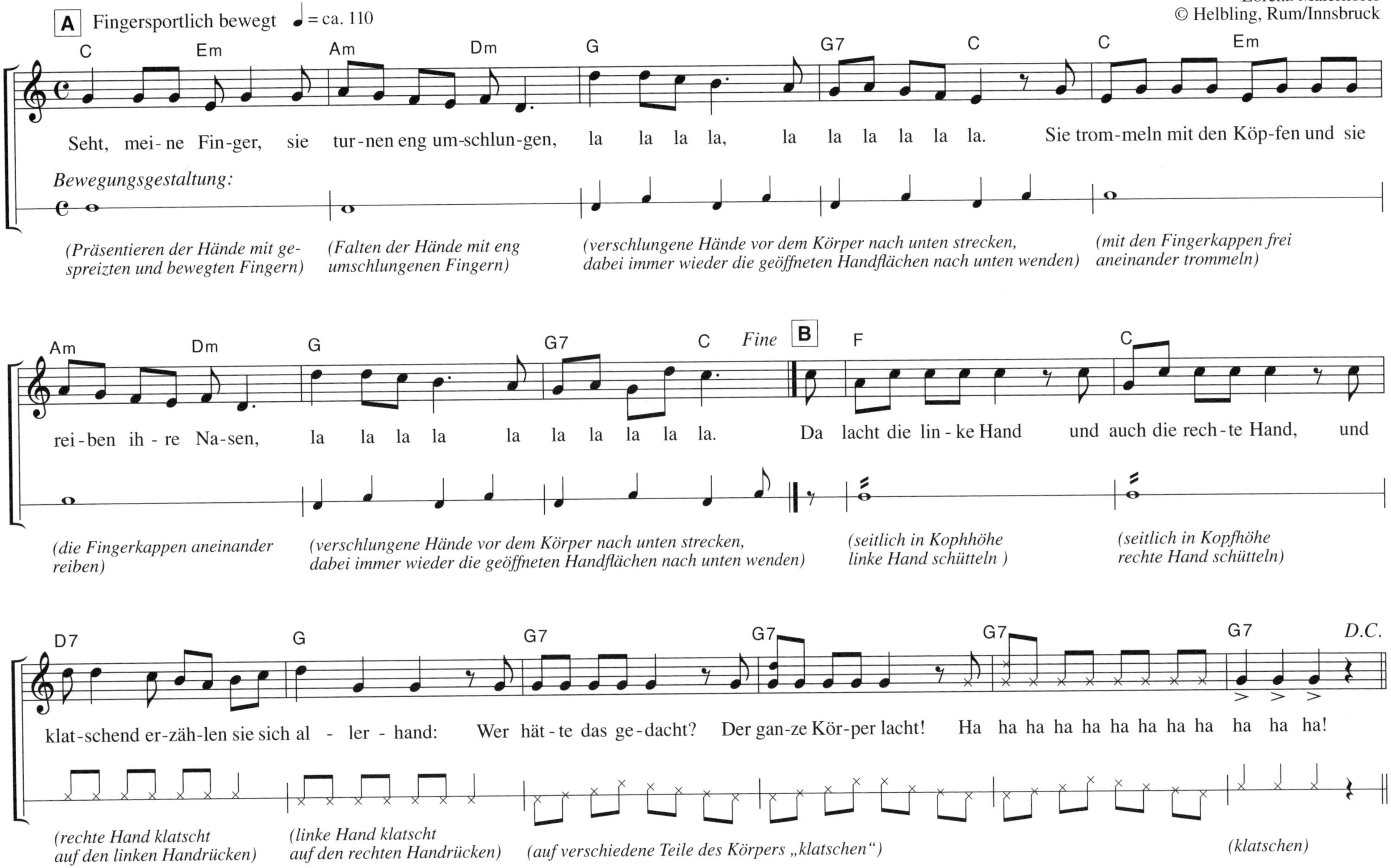
A Fingersportlich bewegt = ca. 110
C Em Am Dm G G7 C C Em
Seht, mei-ne Fin-ger, sie tur-nen eng um-schlun-gen, la la la la, la la la la la la. Sie trom-meln mit den Köp-fen und sie
Bewegungsgestaltung:
(Präsentieren der Hände mit gespreizten und bewegten Fingern)
(Falten der Hände mit eng umschlungenen Fingern)
(verschlungene Hände vor dem Körper nach unten strecken, dabei immer wieder die geöffneten Handflächen nach unten wenden)
(mit den Fingerkappen frei aneinander trommeln)
Am Dm G G7 C Fine B F C
rei-ben ih-re Na-sen, la la la la la la la la la la. Da lacht die lin-ke Hand und auch die rech-te Hand, und
(die Fingerkappen aneinander reiben)
(verschlungene Hände vor dem Körper nach unten strecken, dabei immer wieder die geöffneten Handflächen nach unten wenden)
(seitlich in Kophhöhe linke Hand schütteln )
(seitlich in Kopfhöhe rechte Hand schütteln)
D7 G G7 G7 G7 G7 D.C.
klat-schend er-zäh-len sie sich al - ler - hand: Wer hät-te das ge-dacht? Der gan-ze Kör-per lacht! Ha ha ha ha ha ha ha ha ha ha ha ha!
(rechte Hand klatscht auf den linken Handrücken)
(linke Hand klatscht auf den rechten Handrücken)
(auf verschiedene Teile des Körpers „klatschen“)
(klatschen)

## MUSIKALISCHE GESTALTUNG

### Intro

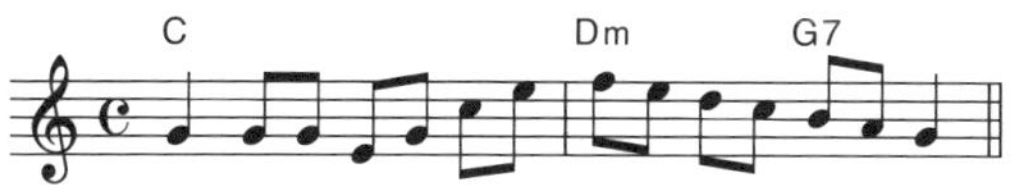


### Begleit-Bausteine

für Stabspiele / Boomwhackers / Stimmen

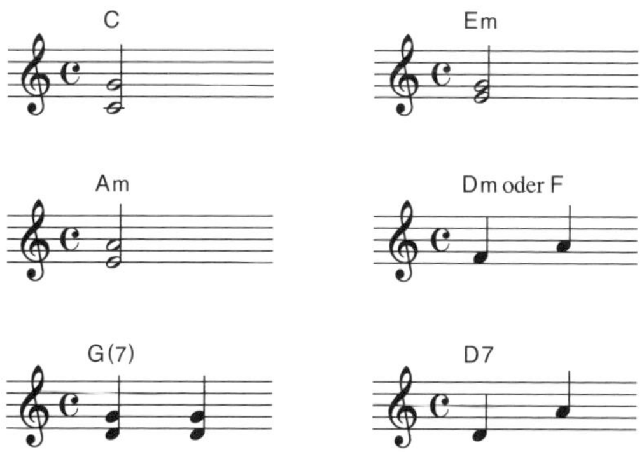


### Rhythmus-Pattern

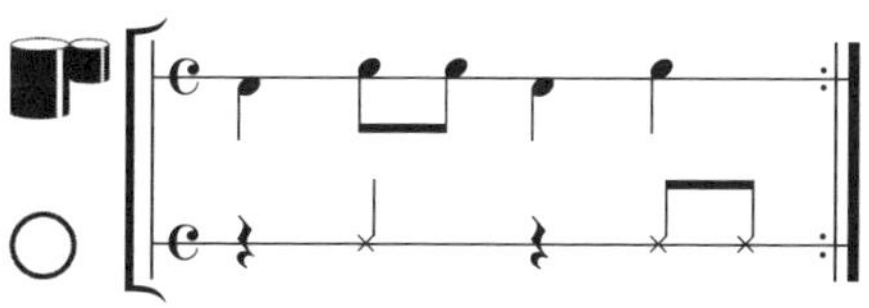

**Style:** 8 Beat ♩= 110

## BEWEGUNGSGESTALTUNG

### Einstimmung & Sensibilisierung

- Strecken und Dehnen der eng umschlungenen Hände hoch über den Kopf, nach unten und zur Seite.
- Gesicht- und Handspiele, in denen die Stimmungen mit ausrucksvollen Grimmassen und den Händen dargestellt werden:
  a.) Augenbrauen-Spiel: Ich versuche, die Augenbrauen zu spannen – zuerst waagrecht (Daumen und Zeigefinger spannen dazu die Hand möglicht weit in die Breite), dann senkrecht (die Finger der geöffneten Hand werden möglichst kräftig gespreizt), dann werfe ich sie in Falten (die Hände werden zu einer Faust geballt).
  b.) Grimassen-Geschichte: Ich erzähle nur mit dem Gesichtsausdruck (eventuell auch mit Handgesten) eine ausdrucksvolle Geschichte. Dabei betrachte ich mich in einem Spiegel oder versuche, mich in einem imaginären Spiegel zu beobachten.
  c.) Tiger und Maus: *Bin ein tatzencooler Tiger!* – ich spreize die Finger beider Hände bedrohlich wie Krallen, Gesicht, Körper und Stimme sprechen tigerhaft. *Bin ein zuckersüßes Mäuschen!* – Gesichtsausdruck, Hände und Körper machen sich möglichst klein und niedlich.

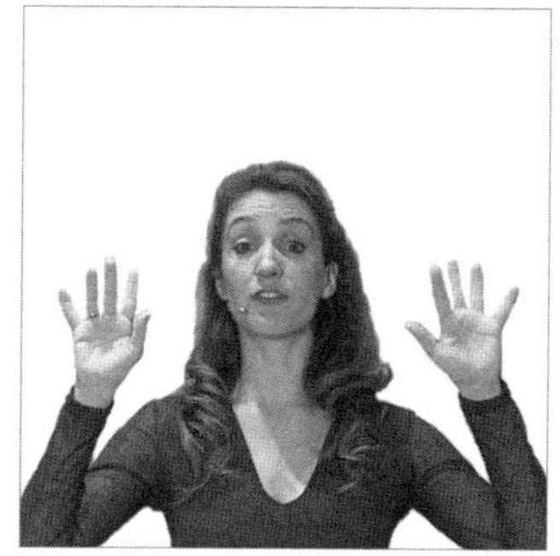

*Seht meine Finger!*

### Zur Erarbeitung des Action-Songs

- ❑ ***Seht meine Finger***: Präsentation der möglichst lebhaft bewegten Finger.
- ❑ ***Sie turnen eng umschlungen***: Falten der Hände mit eng umschlungenen Fingern. Bewusstes Spüren der einzelnen Finger, ihrer Kraft und Geschmeidigkeit.
- ❑ ***La la la la***: Im Rhythmus wiederholt die verschlungenen Hände nach unten strecken.
- ❑ ***Sie trommeln mit den Köpfen, und sie reiben ihre Nasen***: Mit den Fingerkuppen frei spielend agieren.
- ❑ ***Da lacht***: Fröhliches Schütteln der lachenden Hand.
- ❑ ***Klatschend erzählen***: Auf dem Handrücken eine „Klatschgeschichte" erzählen.
- ❑ ***Der ganze Körper lacht***: Lachend und begeistert auf dem Körper trommeln und diesen auch vor Lachen entspannt schütteln.

### Gestaltungstipps zum Action-Song

- ❑ Die Akteure bewegen sich **einzeln** – frei im Raum, im Kreis oder in Reihen.
- ❑ In einer **Paar-Gestaltung** wird das Trommeln mit den Köpfen und das Reiben der Nasen mit einem Partner ausgeführt.

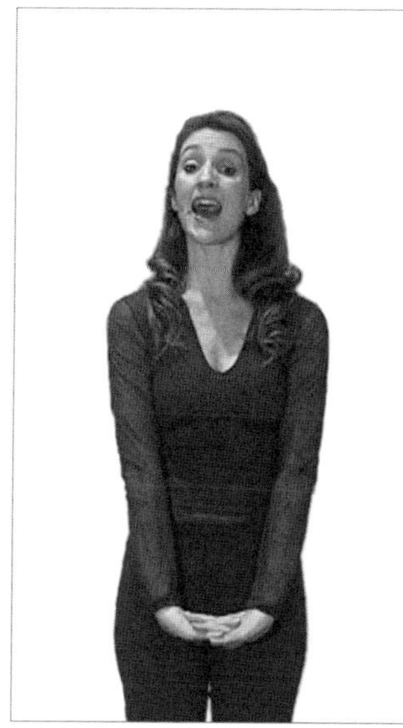

*Mit verschränkten Fingern die Arme strecken*

# SCHENKEL, FUSS UND FERSE

**Audio-Teil:** Track 12
**CD-ROM-Teil:** Videoclip

Musik, Text und Bewegung:
Lorenz Maierhofer, nach dem
alpenländ. Volkstanz „Schuhplattler“


A Kraftvoll bewegt ♩= ca. 106

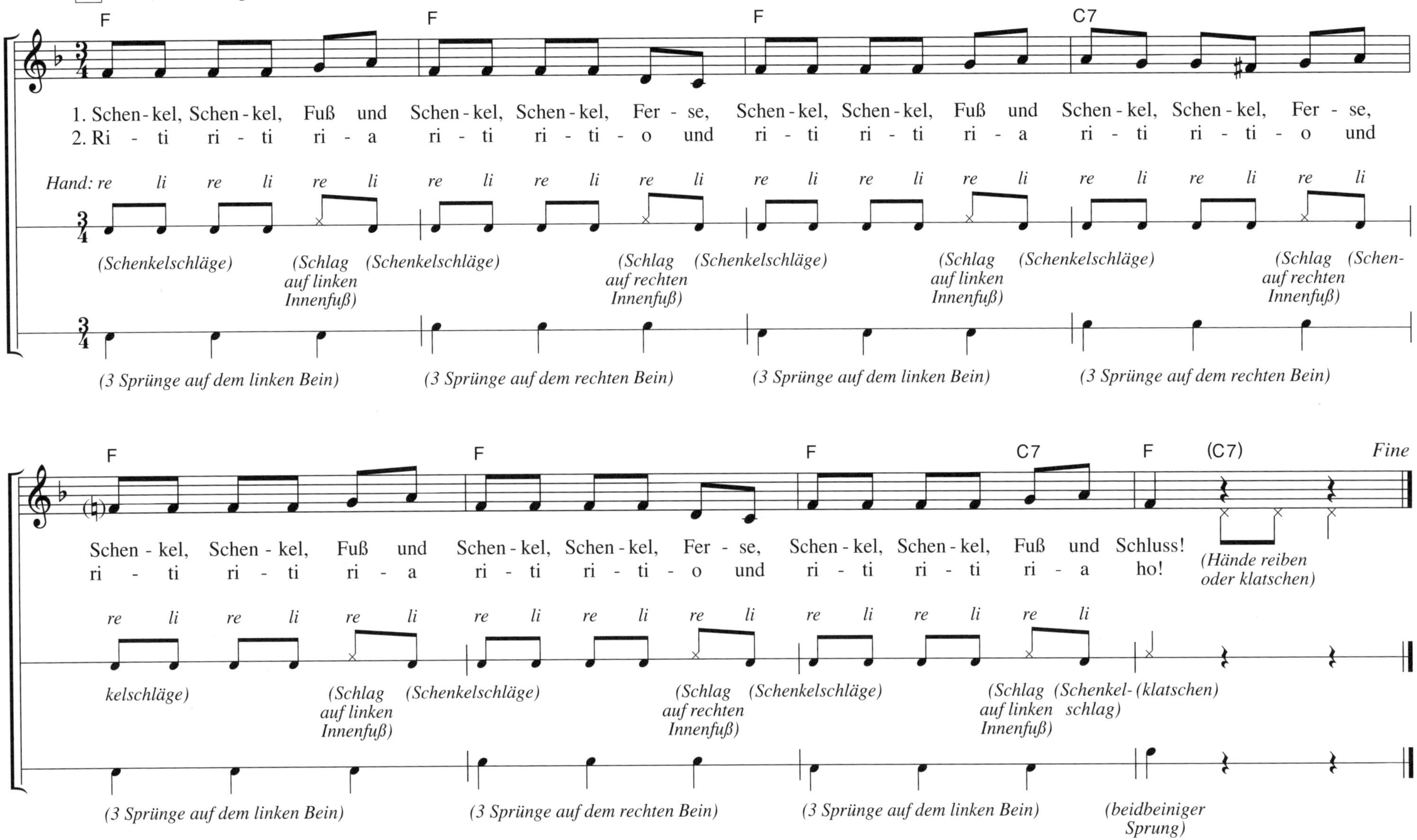

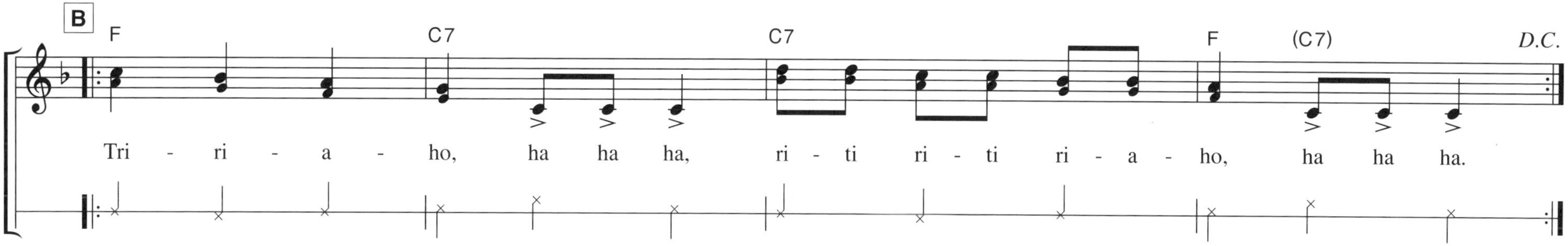


*(klatschen – vor / hinter / vor dem Körper) (Partnerklatschen – re / li / beide Hände) (klatschen – vor / hinter / vor dem Körper) (Partnerklatschen – re / li / beide Hände)*

## MUSIKALISCHE GESTALTUNG

**Intro**

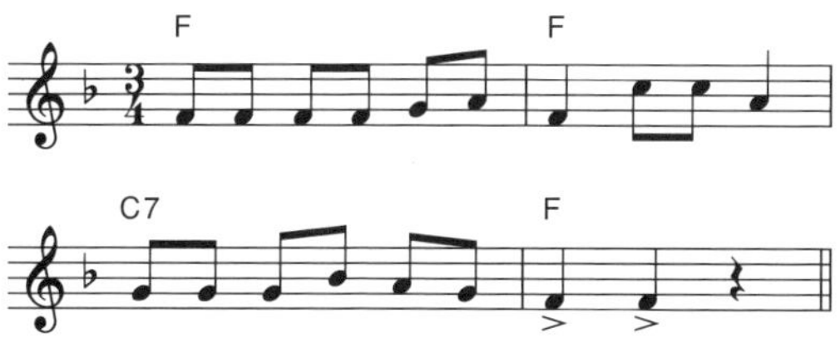


**Begleit-Bausteine**

für Stabspiele / Boomwhackers / Stimmen

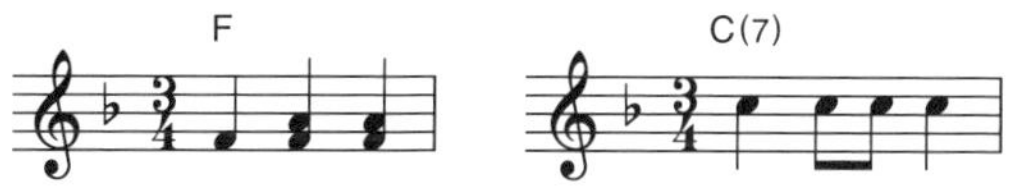


**Rhythmus-Pattern**

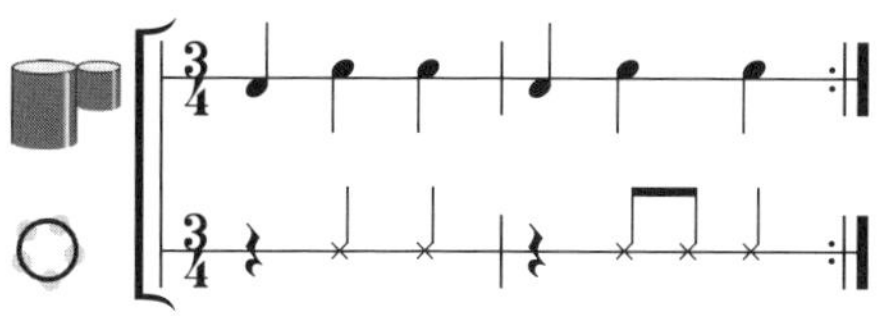

**Style:** Waltz ♩ = 106

## BEWEGUNGSGESTALTUNG

### Einstimmung & Sensibilisierung

- Die Bewegungsgestaltung des Stückes basiert auf einem traditionsreichen alpenländischen Schuhplattler. Junge Männer imponierten damit den Mädchen – mit Gelenkigkeit, rhythmischer Virtuosität und kraftbetontem Körperausdruck.

### Zur Erarbeitung des Action-Songs

- Entsprechend dem Liedtext in Teil [A] werden die Bewegungen in Modulen zum gesprochenen Text erarbeitet:
  - a.) Wiederholte 6 einhändig wechselnde Achtelschläge auf die Schenkel.
  - b.) Einbindung der beiden Schläge an den Innenfuß und an die Ferse in die Achtelphrase.
  - c.) 3-mal auf dem linken Bein und 3-mal auf dem rechten Bein springen.
  - d.) 3-mal auf dem linken und 3-mal auf dem rechten Bein springen und dazu die 6 einhändigen Schenkelschläge wie bei *a.*) klatschen.
  - e.) Springen wie in *c.*) und Schenkel- und Beinschläge wie in *b.*).

### Gestaltungstipp zum Action-Song

- Der Teil [B] wird mit **einem Partner** oder **ohne Partner** (siehe folgende Angaben in Klammer) geklatscht:
  Klatschen vor dem Körper, hinter dem Körper, vor dem Körper, in die rechte Hand des Partners (oder an die eigene rechte Schulter tippen), in die linke Hand des Partners (oder an die eigene linke Schulter tippen), mit beiden Händen in die Hände des Partners klatschen (oder mit beiden Händen an die Brust trommeln).

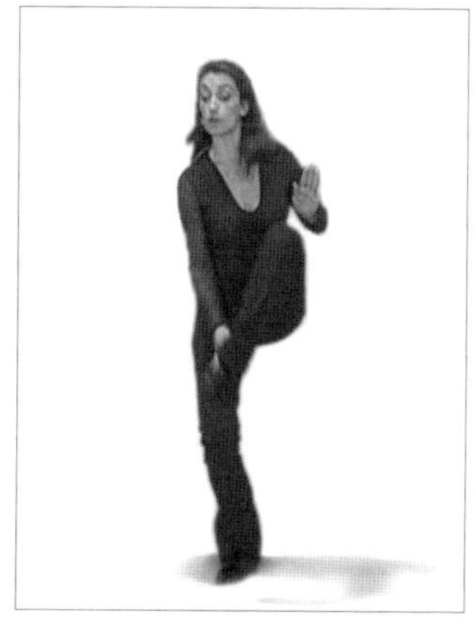

*Rhythmische Schenkelschläge …*

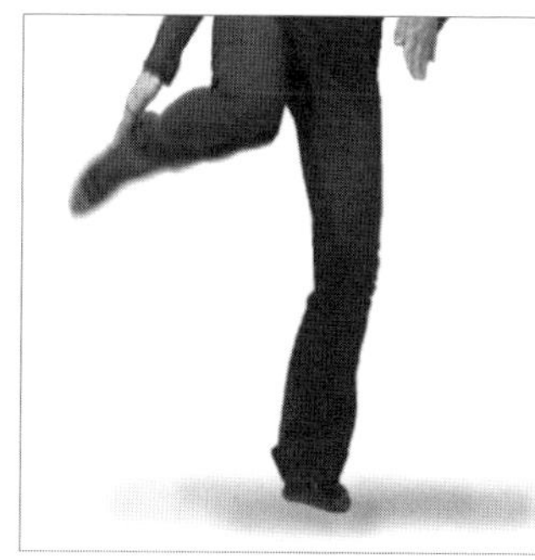

*… und Fußschläge*

13

**Audio-Teil:** Track 13
**CD-ROM-Teil:** Videoclip

# KEEP YOUR BODY FIT

Musik, Text und Bewegung:
Lorenz Maierhofer


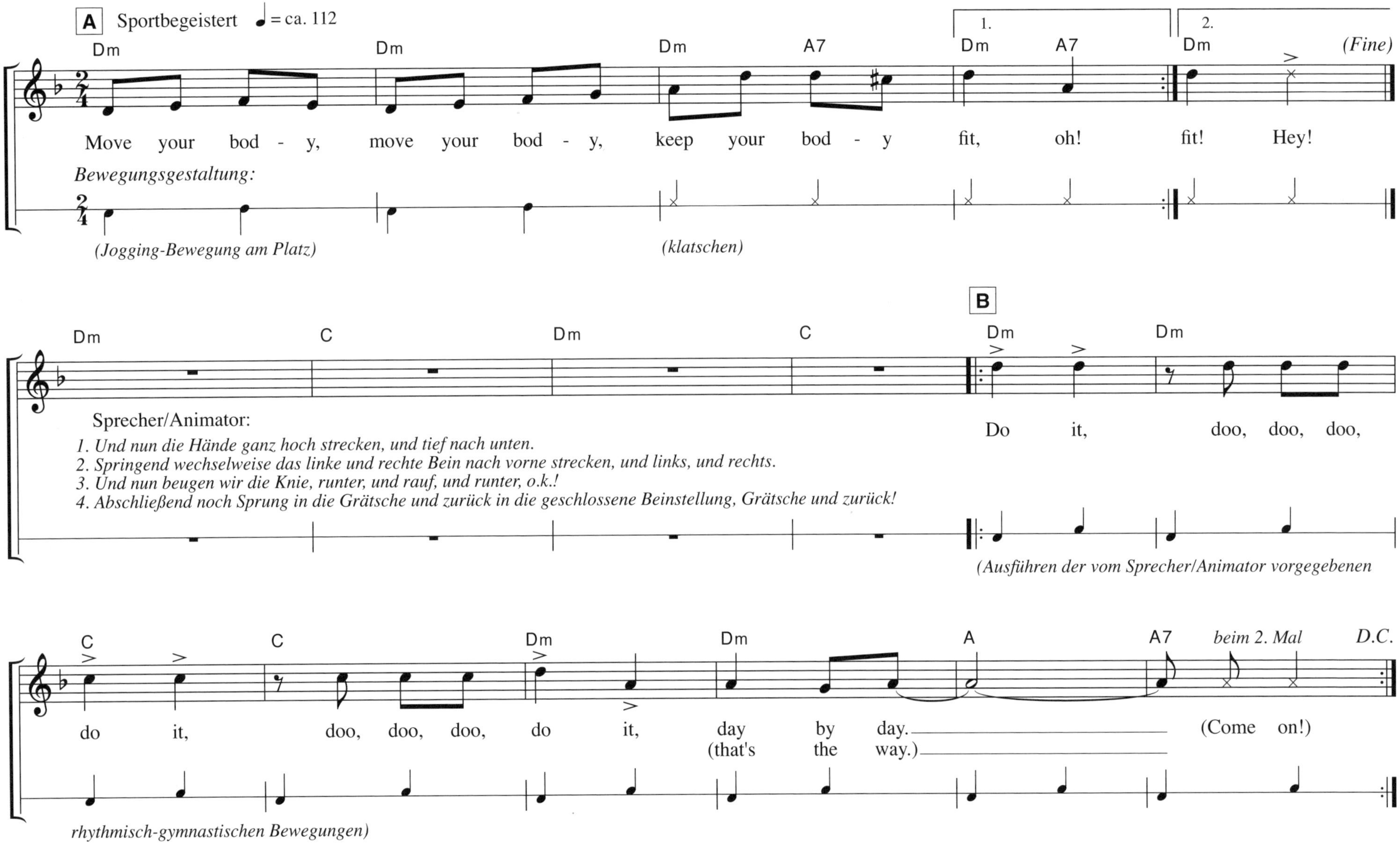

## MUSIKALISCHE GESTALTUNG

### Intro

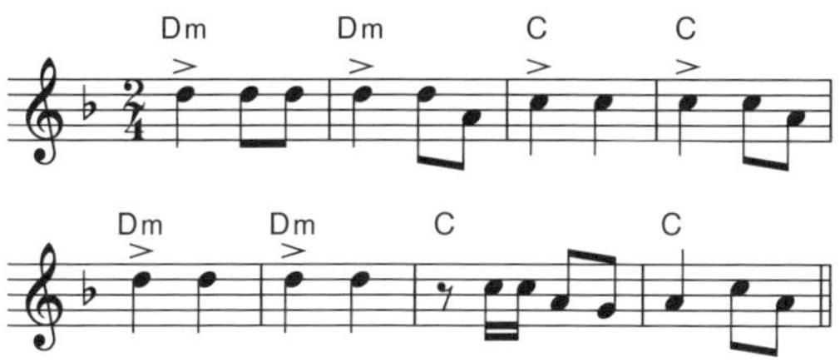


### Vocussion-Patttern

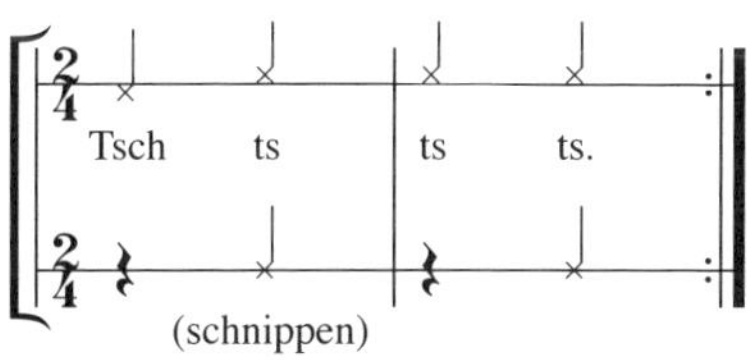


### Rhythmus-Pattern

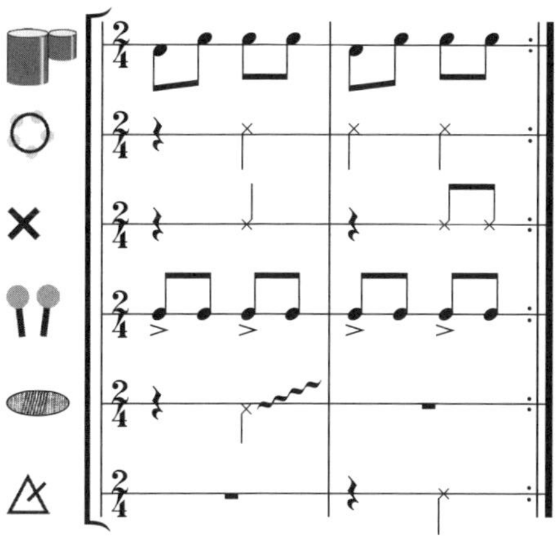

**Style:** 8 Beat ♩= 112

## BEWEGUNGSGESTALTUNG

### Einstimmung & Sensibilisierung

- Lockeres Joggen auf dem Platz – mit ständigem Bodenkontakt der Füße, mit leichtfüßigem Laufen und mit kraftvollen Sprüngen, dabei Arm- und Körpereinsatz.
- Erfinden von rhythmischen Gymnastikübungen zu einem 4/4-Takt. Dieser kann getrommelt oder auch mit Vocussion (Mundschlagzeug, z. B. *Tsch ts ts ts*) gespielt werden.

### Zur Erarbeitung des Action-Songs

- ***Move your body***: Rhythmische Laufbewegung im Stehen, mit kräftigem Arm- und Körpereinsatz.
- ***Keep your body fit***: In Kopfhöhe begeistert klatschen.
- ***Do it***: Ausführen der gymnastischen Aktionen der jeweiligen Strophe, entsprechend der vorherigen Ansage der Sprechstimme – nach den Liedstrophen oder frei, z. B.
  - Kreisen des linken oder rechten Beines.
  - Stampfen – 2-mal links, 2-mal rechts.
  - Rhythmisches Massieren der Ohrläppchen.
  - In je 2 Takten wechselnd mit der linken Hand an das rechte Ohrläppchen und mit der rechten Hand an das linke Ohrläppchen greifen.
  - Mit massierendem Streicheln die Nackenmuskeln beleben.

### Gestaltungstipps zum Action-Song

- Die Akteure bewegen sich stehend, **einzeln** – frei im Raum, im Kreis oder in Reihen.
- Der Teil [A] kann in einer Gehbewegung gestaltet werden.
- In einer **Paar-Gestaltung** werden die Klatschbewegungen in Teil [A] mit Schlägen in die Hände eines Partners ausgeführt.

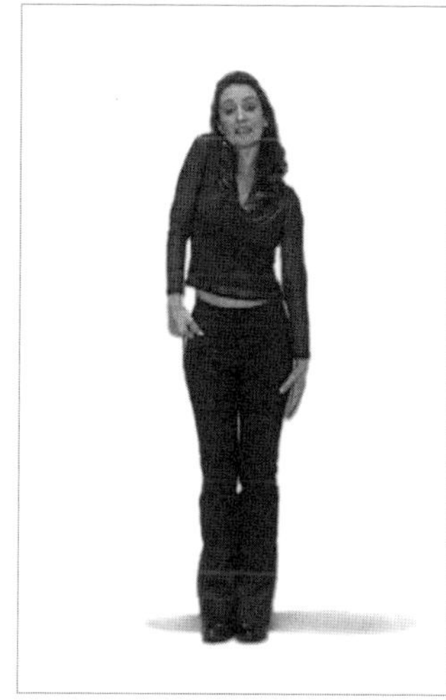

*Heben und Senken der Schultern*

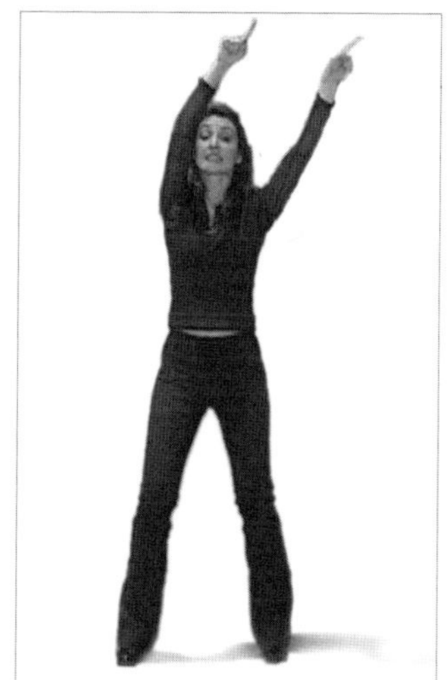

*Rhythmisches Strecken und Dehnen*

14

**Audio-Teil:** Track 14
**CD-ROM-Teil:** Videoclip

# LET'S KEEP FIT

Musik, Text und Bewegung:
Lorenz Maierhofer


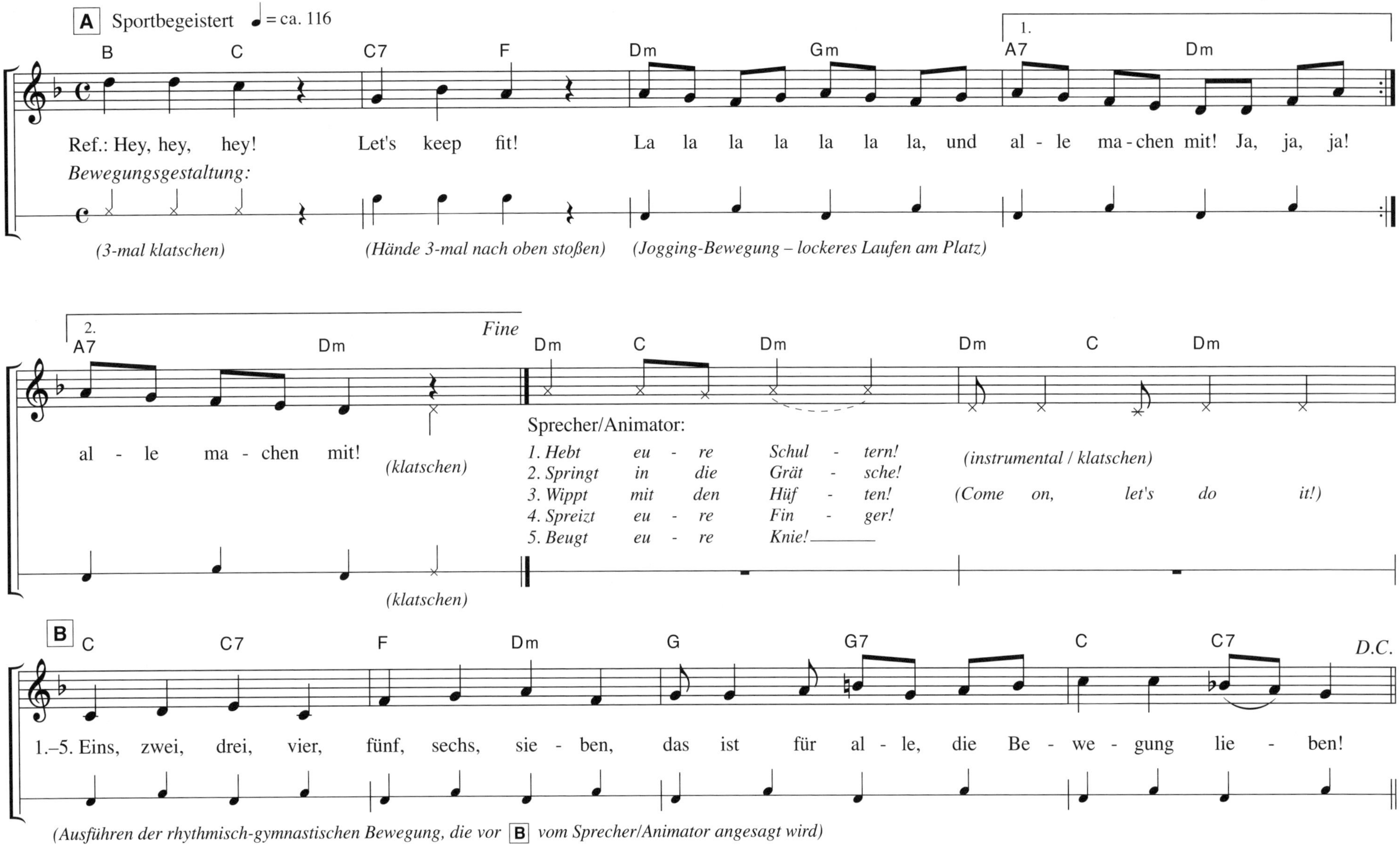

## MUSIKALISCHE GESTALTUNG

### Intro

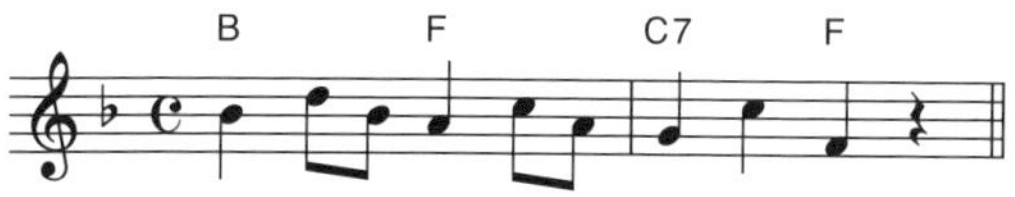


### Begleitstimme 1 zum Refrain

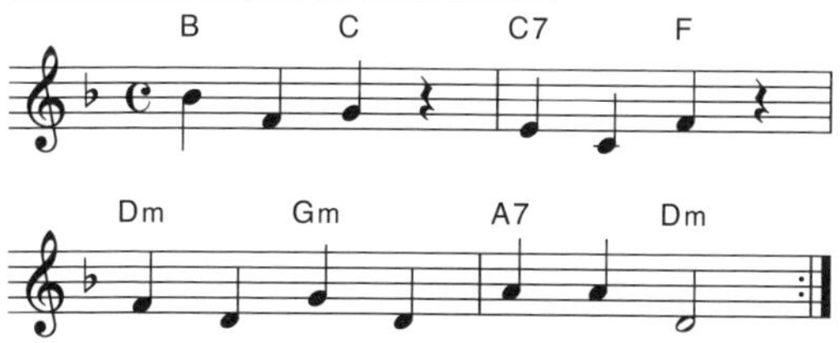


### Begleitstimme 2 zum Refrain

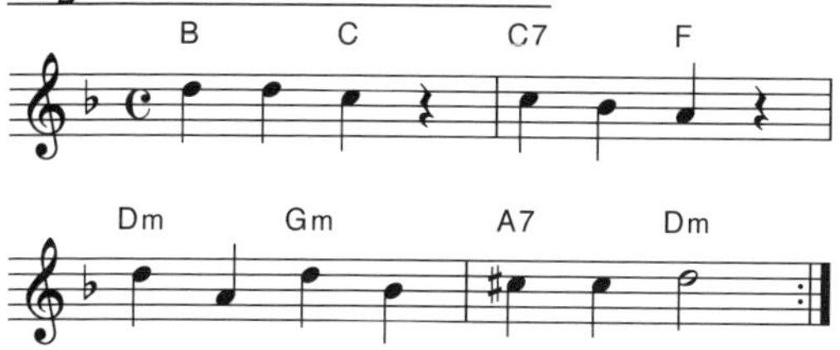


### Rhythmus-Pattern

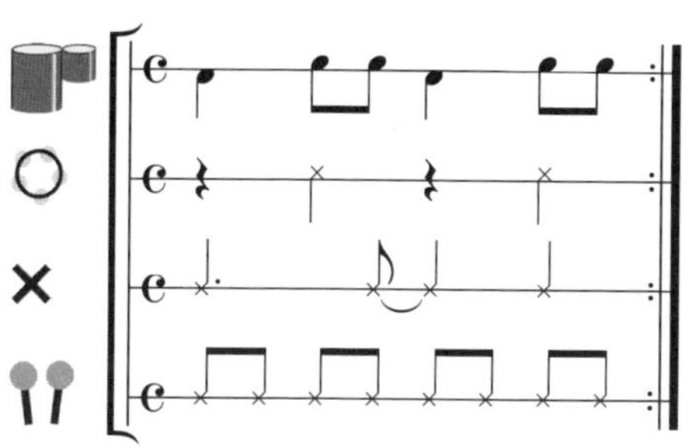

**Style:** 8 Beat ♩= 110

## BEWEGUNGSGESTALTUNG

### Einstimmung & Sensibilisierung

- Sich aus der Hocke an einem imaginären Seil hochziehen und fast grenzenlos „bis in den Himmel wachsen".
- Die Hände kraftvoll hoch über den Kopf strecken im Wind wiegen, nach links und rechts. Dabei kann genüsslich gesummt werden.
- Mit dem „Körper-Lift" vom höchsten Stockwerk (stehend) in vier Etagen (jeweils für 7 Zählzeiten anhaltend) bis in das unterste Stockwerk fahren. Der „Körper-Lift" fährt danach auch wieder aufwärts. Dazu können folgende Verse rhythmisch gesprochen werden:

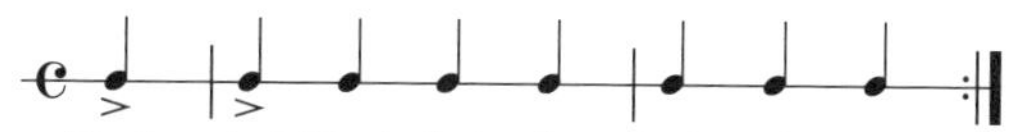

Stock vier! Zwei drei vier fünf sechs sieb'n.
Stock drei! Zwei drei vier fünf sechs sieb'n.
Stock zwei! Zwei drei vier fünf sechs sieb'n.
Stock eins! Zwei drei vier fünf sechs sieb'n.
Stock zwei! Zwei drei vier fünf sechs sieb'n.
Stock drei! Zwei drei vier fünf sechs sieb'n.
Stock vier! Zwei drei vier fünf sechs sieb'n.

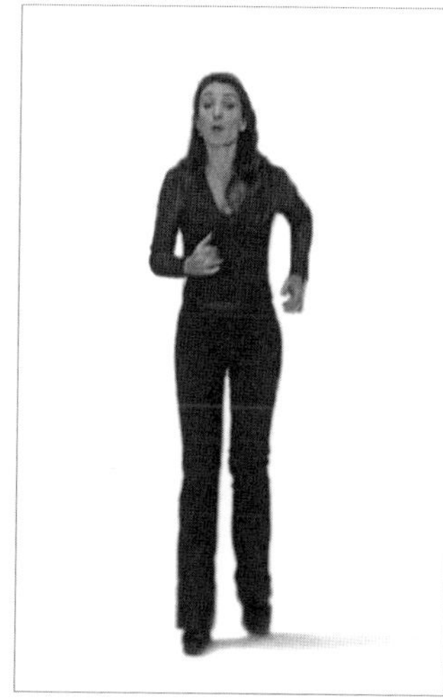

*Jogging-Bewegung*

### Zur Erarbeitung des Action-Songs

- ***Hey, hey, hey***: Klatschen, dazu den Körper „sportbegeistert" bewegen.
- ***Let's keep fit***: Die Hände mit überzeugter Begeisterung und Kraftbewusstsein im Rhythmus nach oben stoßen.
- ***La la la, ...***: Jogging-Bewegung am Platz oder frei im Raum.
- ***Eins, zwei, drei, ...***: Ausführen der gymnastischen Übungen, eventuell erweitert durch eigene gymnastische Varianten. Anregungen dazu finden sich auch beim Song *Keep your body fit*.

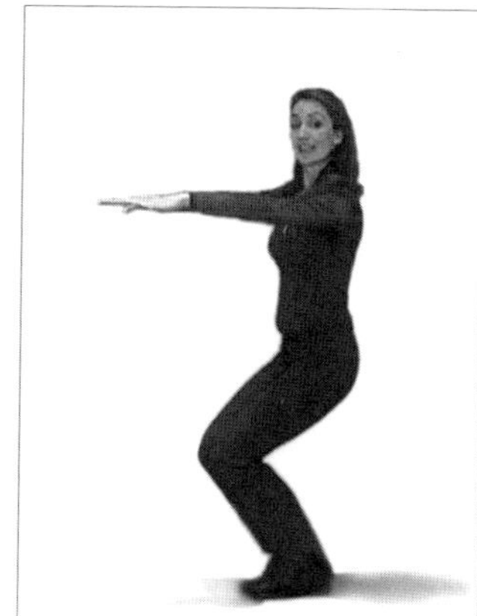

*Rhythmische Gymnastik, z. B.: Kniebeuge*

### Gestaltungstipps zum Action-Song

- Die Akteure bewegen sich **einzeln** – frei im Raum, im Kreis oder in Reihen.
- In einer **Paar-Gestaltung** klatscht man zum Ausruf *Let's keep fit* (Teil [A]) dem gegenüberstehenden Partner in die Hände.

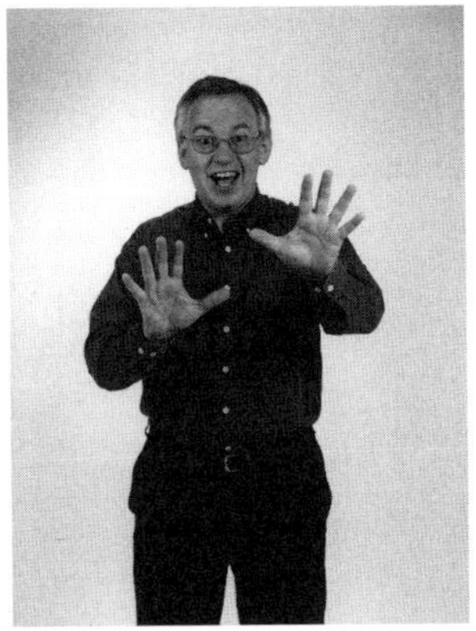

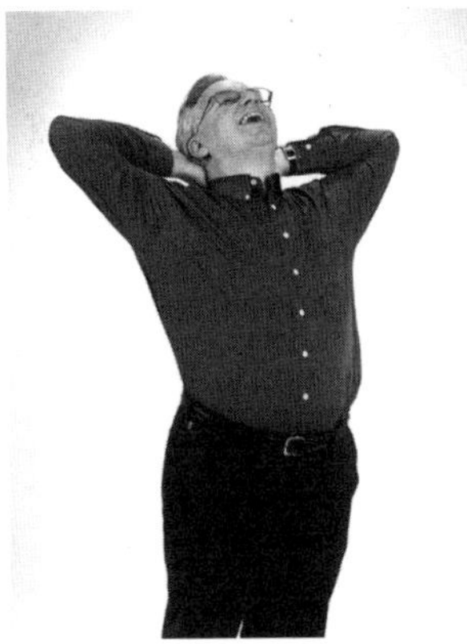

## Lorenz Maierhofer

geboren 1956, hat sich als Komponist, Arrangeur und Texter sowie als Autor zahlreicher musik- und chorpädagogischer Publikationen einen klangvollen Namen gemacht. Viele seiner stilistisch vielfältigen Werke sind bereits zu Standards geworden. Lorenz Maierhofers aufbauendes Gesamtwerk ist in unterschiedlichen Lieder-, Song- und Chorbüchern, in internationalen Serien für Chor und auf zahlreichen CDs erschienen.

Der stilistische Bogen seiner vokalen und instrumentalen Kompositionen reicht von Ethno, Folk und Gospel über Jazz bis in die Bereiche Avantgarde und zeitgenössische Moderne.

Nach 25-jähriger Tätigkeit als Musikpädagoge, Musiker, Chorleiter und Lehrbeauftragter für Musikdidaktik und Chorpädagogik widmet sich Lorenz Maierhofer seit 2002 ausschließlich seinem kreativen Schaffen. Er lebt als freischaffender Künstler in Kirchberg a. d. Raab/Steiermark/Österreich.

Näheres zu Lorenz Maierhofer und seinem Werk finden Sie auf seiner Homepage: **www.maierhofer.cc**

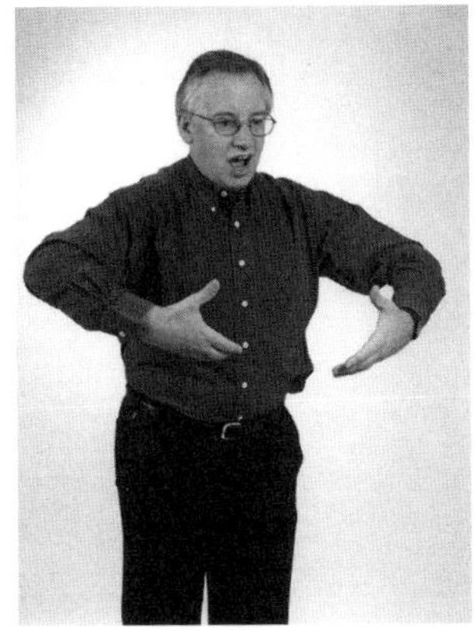

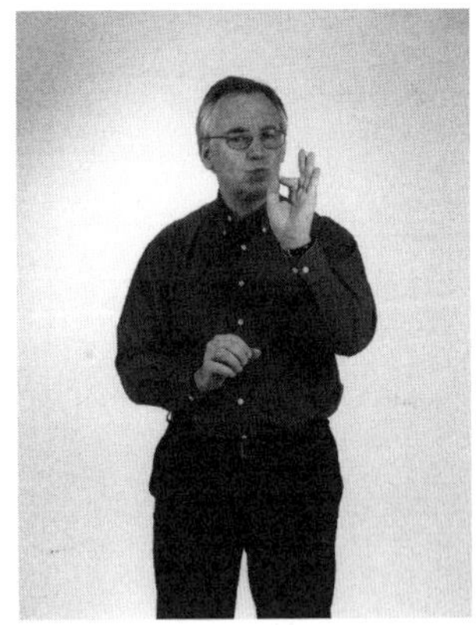